Peter Grunert

W0471990

Vitamine und Mineralstoffe

Mangelerscheinungen natürlich behandeln

Lüchow

Erklärung

Dieses Buch kann und will den Arzt nicht ersetzen. Es versteht sich auch nicht als Anleitung zur Selbstmedikation, sondern als Information für alle Leser, die zur besseren Gesundheitsvorsorge und zum rascheren Erkennen von eigenen Gesundheitsproblemen anregen soll.

Originalausgabe
Copyright © 2005 Lüchow Verlag, Stuttgart
in der Verlagsgruppe Dornier GmbH
Alle Rechte vorbehalten
Umschlaggestaltung: Margret Russer, München
Umschlagfoto: © Neo Vision/Getty Images
Satz: de·te·pe, Aalen
Druck und Bindung: Clausen & Bosse, Leck
Printed in Germany

ISBN 3-363-03088-6
ISBN 978-3-363-03088-4

www.luechow-verlag.de

Inhalt

»Krankheiten befallen uns nicht aus heiterem Himmel, sondern entwickeln sich aus täglichen Sünden wider die Natur.«

Hippokrates von Kós,
berühmtester Arzt der Antike

Einführung

Code »E61.9« – Mineralstoffmangel

Vitamine und Mineralstoffe sind für unser Leben lebensnotwendig. Im so genannten ICD10-Code, einem Klassifizierungssystem, das zum besseren Verständnis von Fachleuten untereinander als europäisches Codesystem für alle Krankheiten entwickelt wurde, gibt es daher eine eigene Ziffer für Mineralstoffmangel: E61.9. Diese allgemein verwendete Klassifizierung von Krankheiten ist vor allem für die Diagnoseberichte wichtig, dient aber auch den Krankenkassen bei der Abrechnung. E61.9 ist somit die internationale Bezeichnung eines Krankheitsbildes, das so alt wie die Menschheit ist. Im Verlauf der Geschichte ging Mineralstoffmangel meist mit dem generellen Mangel an Lebensmittel einher. Heute jedoch sieht die Situation in vielen Ländern etwas anders aus.

Ist selbst in unserer Überflussgesellschaft so etwas wie eine Mangelerkrankung möglich? In den Medien werden in diesem Zusammenhang meist nur Länder und Regionen der Dritten Welt genannt: In Asien und großen Teilen Afrikas ist der generelle Mangel an den wichtigsten Grundnahrungsmitteln eines der drängensten Probleme. Kann denn davon in unseren modernen Industriestaaten überhaupt die Rede sein? Um welchen Mangel geht es bei uns?

Der Mangel, mit dem wir uns im Rahmen dieses Buches befassen, betrifft die lebensnotwendigen Vitamine und Mineralstoffe. Zwar erklären uns immer wieder die verschiedensten Institutionen und Behörden, dass solche Mangelerscheinungen bei der richtigen Ernährung in unserem Land kaum möglich sind, doch die Realität sieht leider völlig anders aus. Die meisten dieser Erklärungen, von den reinen Lobbyaussagen einmal abgesehen, dienen hauptsächlich der Beruhigung und weniger der Aufklärung beunruhigter Bürger.

Seriöse wissenschaftliche Untersuchungen haben inzwischen etwas belegt, das schon seit Jahrzehnten bekannt ist: In Deutschland leiden wir an einem endemischen, also örtlich begrenzten, Jodmangel. Die Folgen sind Schilddrüsenerkrankungen – und die zwar nicht gefährliche, aber sehr unangenehmen Kropfbildung.

Ebenso wurde eine Unterversorgung mit Selen und Zink nachgewiesen. Trotzdem lauten die hier ausgesprochenen Ernährungsempfehlungen seit Jahrzehnten gleich – und sind meist theoretischer Natur und in der Alltagspraxis kaum durchführbar.

Dies gilt auch für die Empfehlungen der DGE (Deutschen Gesellschaft für Ernährung) und ihrer Partnerorganisationen in Österreich und der Schweiz. Zusammen werden diese Organisationen als D-A-CH bezeichnet. Viele Fachleute sind sich heute einig, dass die von der D-A-CH ausgesprochenen Empfehlungen im Bereich der Versorgung mit Mikronährstoffen zu pauschal und zu niedrig sind. Die Gründe dafür sind vielfältig und führen auf dem Gebiet der Verbraucherinformation häufig eher zu Verwirrung denn zur wirklichen Verbreitung neuer Erkenntnisse und Forschungsergebnisse. Ein großes Manko ist die deutsche Unsitte, viel zu lange an überalterten Studienergebnissen festzuhalten, nur weil sie möglicherweise ihren Ursprung in unserem Land haben. Neue Untersuchungsergebnisse und Erkenntnisse aus dem Ausland werden häufig einfach ignoriert oder inhaltlich abgewertet, falsche Aussagen dagegen oft bedenkenlos weiterverbreitet. Ein Musterbeispiel für dieses stures Verhalten ist der Spinat. Über Generationen hinweg wurden Kinder mit dem grünen Brei gequält, weil er angeblich so reich an Eisen sei. Erst vor wenigen Jahren kam dann die große Überraschung: Der tatsächliche Eisengehalt im Spinat beträgt nur etwa 10 Prozent dessen, was bis dato in allen Tabellen angegeben worden war. Das war keine bewusste Falschmeldung, sondern einfach der Schreibfehler einer unbekannten Sekretärin, die vor Urzeiten einmal das Ergebnis einer Untersuchung der Inhaltsstoffe abgeschrieben hatte. Ob die Dame damals wohl schon ahnen konnte, dass ihr Fehler bald in allen deutschen Lehrbüchern stehen sollte? Wir wissen es nicht.

Je wichtiger ein Institut oder eine Behörde ist oder sich macht, desto glaubhafter werden solche falschen Meldungen von den Medien übernommen und weiter verbreitet.

Wer über Empfehlungen und ihren Sinn oder Unsinn nachdenkt, muss sich einmal vergegenwärtigen, wie sich der Umgang mit unserem Ernährungsverhalten über die Jahrzehnte hinweg verändert hat. In der ersten Hälfte des 20. Jahrhunderts stand die Entdeckung und Erforschung der Vitamine im Mittelpunkt aller ernährungstechnischen Forschung. In jenen Jahren wurden auch die dreizehn wichtigsten Vitamine entdeckt und ihre Lebensnotwendigkeit erkannt. Die Ernährungsberatung empfahl deshalb hauptsächlich die reichliche Aufnahme und den möglichst unverdorbenen und frischen Zustand der Vitamine.

Als in den 60er Jahren das beginnende Wirtschaftswunder den Weg für eine Überflussernährung ebnete, änderten sich auch die Antworten auf die Frage, was denn gesunde Ernährung sei. So manches Essverhalten wurde in der Folgezeit als besonders krank machend erkannt. Krebs- und Herz-Kreislauf-Erkrankungen standen plötzlich im Mittelpunkt des Gesundheitsbewusstseins und der medizinischen Forschung. Das allgemein ansteigende Übergewicht wurde als besonders schädlich erkannt. Sofort wurden alle fetten und kalorienreichen Lebensmittel verdammt, den ungesättigten Fettsäuren wurde der Kampf angesagt.

Mit Beginn der 90er Jahre änderten sich die wissenschaftlichen Vorstellungen erneut, nicht zuletzt als Folge der immer weiter in den Bereich der Nahrungsmittel hinein agierenden Gen-Technologie. Die Forschung sucht nun nach Möglichkeiten, unerwünschte und schädliche Stoffe in den Lebensmitteln zu reduzieren und möglicherweise gesundheitsfördernde Stoffe zu vermehren. Das ist auch nach wie vor der nun allgemein gültige Forschungsansatz.

Das wohl größte Problem aller gut gemeinten Ernährungsempfehlungen liegt in der Pauschalität der Angaben. Es handelt sich meist um von Wissenschaftlern und anderen schlauen Menschen im Labor, nach Statistiken oder auch als Ergebnisse von Studien erarbeitete »Durchschnittswerte«, die sich in der Regel auf einen gesunden »Durchschnittsmenschen« beziehen. Doch gibt es solche Menschen im Alltagsleben nur selten. Der statistische Durchschnitt ist eine gefährliche Maßeinheit, wenn es um die Gesundheit von Mensch oder Tier geht. Meines Wissens wurde bis heute noch niemand allein durch eine Statistik geheilt. Bereits der US-Präsident Franklin D. Roosevelt sagte zu diesem Thema: »Ich stehe Statistiken etwas skeptisch gegenüber. Denn laut Statistik haben ein Millionär und ein armer Kerl jeder eine halbe Million.« Auf den Gesundheitsbereich bezogen heißt das, ein gesunder und ein kranker Mensch haben statistisch betrachtet jeweils eine halbe Krankheit. Das ist natürlich völliger Unsinn, wie wir alle wissen. Deshalb sollten wir uns vor allem im Gesundheitsbereich von solchen pauschalen statistischen Ratschlägen nicht zu sehr beeinflussen lassen. Sie können bestenfalls als Leitfaden gesehen werden. Was die Ernährung und den jeweiligen Gesundheitszustand angeht, ist jeder Mensch individuell zu betrachten, ebenso ist seine Lebensweise mit in alle Überlegungen einzubeziehen. Nur dann können auch Ratschläge, Empfehlungen und Therapien wirklich sinnvoll und erfolgreich sein.

Der vorliegende Ratgeber will Ihnen dabei behilflich sein, die Problematik des Vitamin- und Mineralstoffmangels sowie deren mögliche Folgen deutlich zu machen. Außerdem soll er Ihnen aufzeigen, welche Möglichkeiten der Vorsorge und der therapeutischen Unterstützung eine gezielte Nahrungsmittelauswahl bietet und wie wichtig der richtige Umgang mit den Lebensmitteln ist, damit sie auch vitamin- und mineralstoffreich bleiben und so verzehrt werden können.

Wie wichtig die richtige Ernährung für unsere Gesundheit ist, wusste schon der antike Arzt Hippokrates, wir modernen Menschen sind über diese Tatsache nun wesentlich besser informiert als unsere Vorfahren. Warum aber gibt es noch immer Mangelerkrankungen?

Mangel im Schlaraffenland?

Es mag paradox klingen, aber mit einem starken Übergewicht gehen häufig genug Mangelerscheinungen einher. Der Grund ist die einseitige Ernährung. Ein ideales Beispiel dafür lieferte vor einiger Zeit ein Mann, der sich einen Monat lang allein von Fastfood einer weltweit bekannten Kette ernährte. Nach vier Wochen litt er unter Calium-, Kalzium, Selen- und Folsäuremangel, er hatte nicht nur ein starkes Übergewicht, sondern klagte auch über Gelenkschmerzen und andere kleinere Gesundheitsprobleme, die zum Teil als der Beginn von Mangelerkrankungen erkannt wurden. Dieses Beispiel, über das alle Medien berichteten, macht deutlich, wie schlecht eine einseitige Ernährung für die tägliche Versorgung des Körpers mit den essenziellen Vitaminen und Mineralstoffen sein kann.

Wer nun die oft verbreitete These vertritt, dass eine rein vegetarische Ernährung wesentlich besser sei, liegt auch nicht völlig richtig. Wir Menschen sind »Allesfresser« und benötigen eine ausgewogene Ernährung, zu der auch tierische Produkte zählen, selbst wenn viele Vegetarier das vehement bestreiten. Inzwischen ist das wissenschaftlich nachgewiesen.

Die oft zitierte deutsche »Veganer-Studie« aus dem Jahr 2003 hat klar gezeigt, dass diese Ernährungsgruppe (die alle tierischen Produkte, selbst Milch und Eier, meidet) auf Nahrungsergänzungen zurückgreifen sollte, wenn sie eine Unterversorgung mit den Vitaminen B2 und B12 sowie den Mineralstoffen Calcium und Jod vermeiden will.

Auch Menschen, die Diäten machen, gehören zur Risikogruppe der Unterversorgten. Fast alle Diäten sind auf einseitige oder sehr reduzierte Nahrungsaufnahme ausgelegt. Stark bedroht sind Menschen mit Magersucht, die kaum noch ausreichend Vitamine und Mineralstoffe zu sich nehmen. Erkrankungen wie anhaltender Durchfall oder starkes Erbrechen können sich ähnlich negativ auswirken.

Neben den genannten Problemen kann auch ein Mehr an Bewegung zu Verlusten an Mineralstoffen und Vitaminen führen. So verliert unser Körper mit jedem Schweißtropfen Mineralien und vor allem Salz. Profisportler wissen das und trinken deshalb bestimmte Elektrolytgetränke, die diese Verluste wieder ausgleichen – man sieht das, wenn man sich eine Übertragung der Tour de France im Fernsehen betrachtet. In jedem Team gibt es so genannte Wasserträger, die sich zu den Versorgungswagen zurückfallen lassen, dort so viele Wasserflaschen und Spezialriegel wie möglich aufnehmen und dann wieder nach vorn eilen, um diese an die Kollegen zu verteilen. Ohne das Wasser und die speziellen Vitamin-Mineralstoff-Riegel würde kein einziger Fahrer das Tagesziel in der entsprechenden Zeit erreichen. Was für die Profisportler gilt, trifft ebenso für den Breitensport und für das Arbeitsleben zu. Wer sich körperlich stark anstrengt, verliert in dieser Zeit lebenswichtige Stoffe, die er wieder ergänzen muss.

Im Rahmen einer groß angelegten Studie in den Jahren 1992 bis 1995, an der mehr als 2000 Sportler aus den Bereichen Fußball, Hockey, Bob- und Rodelsport teilnahmen, wurden bei den untersuchten Personen relativ niedrige Werte für Kalium und Magnesium festgestellt, während der Wert für Zink erhöht war. In zwei anderen veröffentlichten Studien zeigten sich ähnliche Ergebnisse. So wurden 23 Tennisspieler untersucht, vom Profi bis zum Hobbyspieler. Sie alle absolvierten innerhalb von zwei Tagen drei Spiele unter Wettkampfbedingungen. Danach wurde bei allen der Serumspiegel gemessen. Für Kalium ergaben sich niedrigere Werte zwischen 2 und 14 Prozent, für Magnesium lagen sie zwischen 6 und 9 Prozent. Die Werte für Calcium und Natrium blieben aber konstant. Bemerkenswert war auch, dass bei den Profis teilweise die höchsten Abnahmen von Kalium und Magnesium festgestellt wurden. Ähnliche Ergebnisse brachte auch eine neuere Studie, die zehn Eisläufer aus der Weltspitze über einen Zeitraum von vier Wochen während einer konzentrierten Trainingsphase untersuchte. In diesem Fall nahmen die Anteile von Magnesium und Kupfer ab, während der Wert für Kalium permanent unter dem Normwert lag.

Man darf diese Ergebnisse nicht falsch verstehen: Sport ist gut und gesund, wenn er auf ein Ziel gerichtet, professionell angeleitet und bewusst betrieben wird.

Eine immer größer werdende Gruppe in unserer Gesellschaft, die unter Mangelproblemen leitet, ist die der Suchtkranken. Es geht dabei nicht nur um die Rauschgiftsucht, auch Nikotin und vor allem Alkoholmissbrauch steigert den Bedarf des Körpers an Mineralstoffen. Oft läuft mit der Sucht noch ein sinkender Appetit einher, der die Probleme weiter verstärkt.

Neben den reinen Suchterkrankungen führen weitere Krankheitsbilder zu einem Mangel an Mineralstoffen. Besonders erwähnt seien hier *Anorexia nervosa*, *Colitis ulcerosa* und *Morbus Crohn*.

Anorexia nervosa ist die fachliche Bezeichnung für eine pubertäre Magersucht, die meist bei weiblichen Teenagern auftritt.

Colitis ulcerosa ist der Fachbegriff für eine chronische Entzündung des Dickdarms, die sehr schmerzhaft werden kann.

Morbus Crohn ist eine chronische, entzündliche Darmerkrankung, die den gesamten Darmtrakt befallen kann.

Neben diesen Erkrankungen gibt es zusätzlich verschiedene Lebensumstände, die zu einem erhöhten Bedarf an Mineralstoffen führen. Dazu gehören Schwangerschaft und Stillzeit, Stressprobleme und die Einnahme verschiedener Medikamente. Auch das Geschlecht ist ein Kriterium für möglichen Mangel: Frauen benötigen mehr Eisen und Folsäure als Männer, da sie während der Menstruation regelmäßig Blut verlieren; die Anti-Baby-Pille erhöht den Bedarf an Magnesium und mehreren Vitaminen.

Nicht unerwähnt bleiben sollte das Alter. In verschiedenen Studien wurde bereits nachgewiesen, dass viele ältere Menschen nicht mehr ausreichend essen und trinken. Besonders ausgeprägt ist dieses Verhalten bei allein lebenden Älteren, und es führt zu Mangelerscheinungen, die oft nicht erkannt oder einfach als Altersprobleme abgetan werden. In einer beim 35. Kongress der Deutschen Gesellschaft für Ernährung vor einigen Jahren in Kiel vorgestellten Studie untersuchte der Apotheker Marcus Wörwag Senioren aus dem gesamten Bundesgebiet. Der am Institut für Biologische Chemie und Ernährungswissenschaft, Pharmakologie und Toxikologie der Universität Stuttgart-Hohenheim tätige Apotheker analysierte 202 Serumproben von in Arztpraxen versorgten Senioren, die alle über 60 Jahre alt waren. Sechzig der alten Menschen lebten in Seniorenheimen und waren im Durchschnitt 84 Jahre alt, 142 versorgten sich in den eigenen vier Wänden selbst. Das Durchschnittsalter lag bei 78 Jahren. Die Ergebnisse dieser Studie zeigten, dass bei rund 30 Prozent der Heimbewohner Magnesium- oder Zinkmangel nachgewiesen wurde. Bei den daheim lebenden Senioren wiesen 36 Prozent einen Magnesium-, aber nur 18 Prozent einen Zinkmangel auf. An einem Mangel beider Elemente gleichzeitig litten in beiden Gruppen jeweils 6 Prozent. Bei der genaueren Erforschung der Gründe für diese Mangelerscheinungen stellte sich bald heraus, dass es weniger an der falschen Auswahl der Nahrungsmittel lag, sondern eher an einem zu großen Verlust von wichtigen Vitalstoffen bei der Zubereitung.

Auch bei der sorgfältigsten Auswahl, einem ausgewogenen Speiseplan und einer fachgerechten Zubereitung sowie unter Beachtung aller anderen Aspekte besteht in unserer Zeit die Gefahr, dass nicht genügend Vitamine und Mineralstoffe mit der täglichen Nahrung aufgenommen werden. Mitverantwortlich hierfür sind zum Beispiel die immer weiter denaturierten Nahrungsmittel. Teilweise aus Gründen der Optik (weil Reis und Zucker ebenso wie Mehl schön weiß sein sollen), aber auch aus Haltbarkeits-, Lagerungs- und Kostengründen werden Grundnahrungsmittel immer stärker bearbeitet und mit chemischen Zusätzen versehen. Betrachtet man außerdem die teilweise erheblichen Preisunterschiede zwischen frischen Lebensmitteln auf dem Markt und den Angeboten eingedoster und anderweitig verarbeiteter Obst- und Gemüsesorten in den Supermärkten, dann ist es nur zu verständlich, dass immer mehr Menschen in unserem Land die günstigere Variante vorziehen. Der durch die Verarbeitung entstehende Verlust an Inhaltsstoffen wird bewusst in Kauf genommen, weil der schmale Geldbeutel leider keine andere Wahl lässt. Hinzu kommt auch noch eine seit Jahrzehnten ständig veränderte Bodenbearbeitung und Nutztierhaltung. Kunstdüngernitrate, Schädlingsbekämpfungsmittel und Mastnahrung bei Tieren, letztere dazu noch aus den Laboren – all dies macht unsere Lebensmittel nicht gerade natürlicher, sondern verändert sie oft negativ. Zwar werden die Probleme von den meisten offiziellen Stellen immer wieder verharmlost und heruntergespielt, wenn dann aber bekannt wird, dass Wein mit Frostschutzmitteln gepanscht (Glykol-Skandal in Österreich) oder sogar Altöl in Schweinefutter gemischt wird, zeigen solche Extrembeispiele, dass die in den Verkauf gelangenden Lebensmittel nicht immer das halten, was eine gut aufgemachte Verpackung dem Käufer verspricht.

Weitere Fehler im Umgang mit den Nahrungsmitteln schleichen sich dann in den Haushalten ein. Falsch gelagert, zu lange gekocht oder zu intensiv gebraten – und Vitamine oder Mineralstoffe sind kaum noch vorhanden.

Betrachtet man den Gesamtkomplex der Möglichkeiten, die zu einem Vitamin- und Mineralstoffmangel führen können, wird rasch klar, dass davon in unserer Gesellschaft trotz allen Überflusses eine große Zahl von Menschen betroffen ist. Es handelt sich also um ein Problem, das man ernst nehmen und nicht verharmlosen sollte. Der Mangel ist nämlich immer auch mit Gesundheitsproblemen und Befindlichkeitsstörungen verbunden, die für den betroffenen Menschen unangenehm bis lebensbedrohlich werden können.

Mangel an Vitalstoffen – immer eine schleichende Gefahr

Mit den Gesundheitsproblemen, die sich aus einem Mangel ergeben, ist es ähnlich wie bei *Diabetes mellitus*, der Zuckerkrankheit. Meist wird die Erkrankung nicht oder nur sehr spät erkannt. Erste Organschäden sind zu dem Zeitpunkt möglicherweise bereits eingetreten. Anders als bei Diabetes sind aber die Möglichkeiten einer Heilung bei Mangelerkrankungen wesentlich besser und meist auch einfacher zu gestalten. Noch vernünftiger ist es aber, wenn man sich einer Mangelerkrankung erst gar nicht aussetzt, sondern ihr gezielt entgegenwirkt. Vorbeugen ist besser als Heilen, diese Weisheit ist so alt wie die Menschheit.

Da Mangelerkrankungen häufig von den Ärzten nicht gleich als solche erkannt werden, sollte jeder Mensch selbst ein wenig auf die möglichen Symptome und Anzeichen achten. Bereits bei leichtem Mangel können sich ungewohnte Nervosität, Abgeschlagenheit, Konzentrationsstörungen, Leistungsschwäche, Müdigkeit und gehäufte Infektanfälligkeit einstellen. Zahlreiche Stoffwechselfunktionen können ebenfalls beeinträchtigt sein, genau wie Muskeln, Gelenke und Knochen. Wenn sich ohne erkennbaren Auslöser solche oder ähnliche Symptome plötzlich einstellen, sollte unbedingt ein Therapeut konsultiert werden. Scheuen Sie sich nicht, ihn auf eine mögliche Mangelerkrankung hinzuweisen.

Es ist wenig sinnvoll, einfach zu einem der vielen angebotenen Nahrungsergänzungsmittel zu greifen und bedenkenlos

Vitamine und Mineralstoffe einzunehmen. Denn viel ist nicht immer gut: Eine Überdosierung kann ebenso gefährlich werden wie ein Mangel. Die Basis der Gesundheit ist stets die Ausgewogenheit, das gilt auch für Vitamine und Mineralstoffe. Eine ärztliche Kontrolle sollte stets dann durchgeführt werden, wenn Sie lang anhaltendes Erbrechen oder Durchfall haben, ebenfalls bei geplanten Diäten und dann, wenn Sie über einen längeren Zeitraum harntreibende Mittel einnehmen.

Die EU-Richtwerte: Wie viel Mineralstoffe und Vitamine brauchen wir?

Damit man einen Mangel überhaupt als solchen erkennen kann, benötigt man zuerst einen Basiswert. Die Empfehlungen der D-A-CH wurden bereits angesprochen, da wir inzwischen aber in einem großen Europa ohne Grenzen leben, sollten wir diesen Bereich ebenfalls europäisch und nicht in den engen nationalen Schranken sehen.

Die EU hat bereits 1990 Richtwerte erlassen. Die Direktive 90/496/EEC des Ministerrats der EU legt unter der Bezeichnung EU-RDA Richtwerte für den Tagesbedarf an Vitaminen und Mineralstoffen fest. RDA steht hier als Abkürzung für *Recommended Daily Allowance*, was frei übersetzt nichts anderes als Tagesbedarf bedeutet. Die Direktive weist besonders darauf hin, dass sich diese Tagesempfehlungen nur auf gesunde Durchschnittsmenschen beziehen.

Die RDA-Empfehlungen können Sie auf der Tabelle auf Seite 21 ersehen.

Die Basis für eine ausgewogene und sinnvolle Versorgung mit allen Vitalstoffen ist und bleibt die richtige, ausgewogene Ernährung. Viel lässt sich über diesen Bereich steuern und vorbeugend regulieren, wenn man mehr über die kleinen Elemente erfährt. Warum sind Mineralstoffe so wichtig für unser Leben? Betrachten wir sie einmal etwas detaillierter.

Empfehlungen

für die wichtigsten Mineralstoffe:

Calcium (Kalzium)	800 mg
Eisen	14 mg
Jod	150 µg
Magnesium	300 mg
Phosphor	800 mg
Zink	15 mg

für Vitamine:

Vitamin A (Retinol)	800 µg
Vitamin B1 (Thiamin)	1,4 mg
Vitamin B2 (Riboflavin)	1,6 mg
Vitamin B3 (Niacin)	18 mg
Vitamin B5 (Pantothensäure)	6 mg
Vitamin B6 (Pyridoxin)	2 mg
Vitamin B9 (Folsäure)	200 µg
Vitamin B1 (Cobalamin)	1 µg
Vitamin C (Ascorbinsäure)	60 mg
Vitamin D (Calciferol)	5 µg
Vitamin E (Tocopherol)	10 mg
Vitamin H (Biotin)	0,15 mg

Das Wichtigste über Mineralstoffe

Unter dem Oberbegriff Mineralstoffe verstehen wir anorganische Substanzen, die im lebenden Organismus verschiedene wichtige Funktionen ausüben. Beim Aufbauprozess und im Stoffwechsel des menschlichen Körpers werden sie in kleinsten Mengen benötigt. Ebenso wie die später noch genauer erläuterten Vitamine können sie meist vom Körper selbst nicht hergestellt und müssen deshalb von außen zugeführt werden. Im Normalfall erfolgt das täglich über die Nahrung und die Getränke. Kommt es zum Mangel an einzelnen oder mehreren Mineralstoffen, stellen sich die unterschiedlichsten Störungen ein.

Man unterscheidet bei Mineralstoffen allgemein zwei Elementbereiche:

- *Mengenelemente* sind Mineralstoffe, die in Massenanteilen von mehr als 50 mg je Kilogramm Körpergewicht vorkommen. Die für den menschlichen Organismus wichtigen Mengenelemente sind: *Calcium* (auch *Kalzium* geschrieben), *Chlor, Kalium, Magnesium, Natrium* und *Phosphor.*
- *Spurenelemente* oder auch *Mikroelemente* sind chemische Stoffe, die in Massenanteilen von weniger als 50 mg je Kilogramm Körpergewicht vorkommen. Als essenziell wurden bisher international anerkannt: *Arsen, Chrom, Eisen, Fluor, Jod, Kobalt, Kupfer, Mangan, Molybdän, Selen, Vanadium, Zink* und *Zinn.* Sie alle sind wichtige Bestandteile von Enzymen und Hormonen oder wirken bei bestimmten Stoffwechselreaktionen mit. Es wurden noch verschiedene andere Spuren-

elemente entdeckt, über deren Funktionen und Wichtigkeit bisher noch keine genauen Erkenntnisse vorliegen.

Zwar kann der tägliche Verlust an Mineralstoffen generell über eine ausgewogene Ernährung wieder aufgefrischt werden, doch können viele der zuvor bereits angesprochenen Zustände das teilweise verhindern.

Ein weiterer wichtiger Aspekt, der bei den meisten ausgesprochenen Empfehlungen nur ungenau oder gar nicht angesprochen wird, ist, dass nicht nur der absolute Mineralstoffgehalt, also die Menge eines Mineralstoffs, für die Einnahme entscheidend ist, sondern vor allem auch die Form, in der er in einem Nahrungsmittel vorliegt. Als Beispiel hierfür führen Wissenschaftler der Universität Hohenheim das Eisen an. Es kann vom Körper aus pflanzlichen Quellen schlechter aufgenommen werden als aus tierischen. Wenn man gleichzeitig Lebensmittel verzehrt, die reich an Vitamin C sind, verbessert sich die Aufnahme. Für unsere Gesundheit ist also eine ausgewogene und abwechslungsreiche Ernährung wichtig.

Wenden wir uns nun den essenziellen Mineralstoffen und ihren wichtigen Funktionen zu.

Die Mengenelemente

Calcium (Kalzium)

Calcium ist der Mineralstoff, der im menschlichen Körper am meisten vorhanden ist. Der weitaus größte Anteil (99 Prozent) befindet sich in den Knochen und Zähnen, deren Aufbau und Festigkeit direkt mit einer guten Calciumversorgung zusammenhängt. Die Knochen dienen aber auch als Calciumspeicher. Bei auftretendem Calciummangel kann ein Teil des Mineralstoffs wieder ausgelöst und dem Organismus für andere Zwecke zur Verfügung gestellt werden. Hierzu gehören unterschiedliche Stoffwechselfunktionen, das Aktivieren verschiedener Hormone und Enzyme, die Mitwirkung an der Erregung von Muskeln und Nerven sowie die Verfügbarkeit für die Blutgerinnung. Doch wirkt Calcium nicht nur allein, sondern in Kooperation mit anderen Mineralstoffen und Vitaminen. Für gesunde Knochen und Zähne ist auch Phosphor nötig, das zu Calcium stets im Verhältnis 2:1 vorhanden sein sollte: auf zwei Teile Calcium je ein Teil Phosphor. Im Zusammenwirken mit Magnesium ist Calcium an der Gesunderhaltung der Herzgefäße beteiligt, für den Eisenstoffwechsel ist Calcium ein wichtiger Faktor. Damit Calcium aber überhaupt vom Körper aufgenommen werden kann, muss dieser ausreichend mit Vitamin D versorgt sein.

An diesem Beispiel wird deutlich, dass ein ausgewogener und aufeinander abgestimmter Mineralstoffhaushalt für die Gesundheit wichtig ist. Einzelne Mineralstoffe unkontrolliert zuzusetzen, etwa durch die planlose Einnahme von Nahrungsergänzungsmitteln, kann den gesamten Haushalt stören und zum Mangel an anderen Vitalstoffen führen.

Empfehlungen

Für die unterschiedlichen Altersgruppen werden heute nachfolgende Bedarfswerte angegeben:

Säuglinge	
0 bis unter 4 Monate	220 mg
4 bis unter 12 Monate	400 mg

Kinder	
1 bis unter 4 Jahre	600 mg
4 bis unter 7 Jahre	700 mg
7 bis unter 10 Jahre	900 mg
10 bis unter 13 Jahre	1100 mg

Jugendliche und Erwachsene	
13 bis unter 19 Jahre	1200 mg
ab 19 Jahre	1000 mg

Mangelerkrankungen

Knochenerweichungen, Osteoporose, Rachitis, Krämpfe

Natürliche Quellen

Milch und Milchprodukte, Lachs, Sardinen, Wal- und Erdnüsse, Sojabohnen, Sonnenblumenkerne, grünes Gemüse

Aufnahmeprobleme

Große Mengen Fett, die vor allem in Schokolade vorkommende Oxalsäure sowie die Phytinsäure, die in Getreidekörnern vorkommt, erschweren dem Körper die Aufnahme von Calcium.

Überdosierungsprobleme

Durchfall, der den Mineralstoffhaushalt stören kann, Nierensteine, Magen-Darm-Störungen

Chlor

Als Regulator für das Gleichgewicht der alkalischen Säuren im Blut dient Chlor in Form von Chlorid. Es ist wichtiger Bestandteil von Magensäure. Chlor wirkt im Körper auch mit Kalium und Natrium und hilft durch Unterstützung der Leberfunktionen bei der Reinigung von Schadstoffen. Seit einigen Jahren weiß man auch, dass Chlor bei der Regulierung des osmotischen Drucks eine wichtige Rolle spielt.

Empfehlungen
Wissenschaftlich fundierte Tagesempfehlungen gibt es noch nicht. Die DGE, die Deutsche Gesellschaft für Ernährung, empfiehlt zwischen 1,7 und 5 g. Daran erkennt man, wie wenig bisher über die wirklich benötigten Tagesmengen bekannt ist.

Mangelerkrankungen
Haarausfall, Zahnprobleme

Natürliche Quellen
Speisesalz und alle stark gesalzenen Produkte, Oliven

Überdosierungsprobleme
Bluthochdruck, Herz- und Nierenschäden, Ödeme

Kalium

Für das osmotische Gleichgewicht, die Übertragung von Nervenimpulsen, die Aktivierung von Enzymen, die Muskelkontraktion und den Aufbau von Eiweiß und Glykogen ist Kalium unverzichtbar. Es ist ebenfalls wichtig im Zusammenspiel mit

Natrium, für das es ein Antagonist, also eine Art Gegenspieler, aber gleichzeitig ein Mitspieler ist. Kalium entwässert zusammen mit Natrium die Zellen, hilft so bei der Entgiftung und normalisiert den Herzrhythmus. Bei diesen Prozessen wirkt Kalium innerhalb der Zellen und Natrium außerhalb.

Empfehlungen
Detaillierte Empfehlungen gibt es in Europa nicht. Die DGE gibt 2 bis 3 g an.

Mangelerkrankungen
Muskelschwäche, Müdigkeit, Blähungen, Verstopfung, niedriger Blutdruck

Natürliche Quellen
Frisches Obst, Nüsse, Hülsenfrüchte, Vollkornprodukte, Fisch, Kartoffeln

Überdosierungsprobleme
Muskelkrämpfe, Herzrhythmusstörungen

Magnesium

Magnesium ist ein Mengenelement, das in einer Größenordnung von 20 bis 22 g im menschlichen Körper enthalten ist. Es ist für den Stoffwechsel anderer Vitalstoffe wichtig, für Calcium, Kalium, Natrium und Phosphor, aber auch Vitamin C. Neben dem Knochenaufbau und der Aktivierung von Enzymen sorgt Magnesium für die richtige Funktion von Muskeln und Nerven. Es wirkt Stress abbauend und ist an der Umwandlung des Blutzuckers in Energie beteiligt.

Empfehlungen
Der Tagesbedarf liegt bei 300 bis 450 mg.

Mangelerkrankungen
Muskelkrämpfe, Übelkeit, Magen-Darm-Beschwerden, Nervosität, Kopfschmerzen, Probleme mit Fingernägeln, Karies, Menstruationsbeschwerden

Natürliche Quellen
Nüsse, Feigen, Zitrusfrüchte, Getreidekeime, Gemüse, Fisch, Geflügel

Überdosierungsprobleme
Übelkeit, Durchfall, Erbrechen, Verstopfung, Müdigkeit

Natrium

Natrium wirkt vor allem zusammen mit Kalium. Deshalb ist es nicht weiter verwunderlich, dass man beide Mineralstoffe gemeinsam entdeckt hat. Zusammen und im Wechsel sind sie für die Muskelkontraktion und die Übertragung von Nervenimpulsen mitverantwortlich. Natrium ermöglicht zudem die Löslichkeit des Calciums im Blut. Im Zusammenspiel mit den anderen Mineralstoffen reguliert Natrium den osmotischen Druck. Weiterhin wird Natrium für die Aufnahme und den Transport von Nährstoffen ebenso benötigt wie für die Regelung des Wasserhaushalts.

Empfehlungen
Die Tagesempfehlungen differieren zwischen 2 und 5 g.

Mangelerkrankungen
Schlechte Verdauung, Neuralgie

Natürliche Quellen
Kochsalz, gesalzene Nahrungsmittel, Artischocken, Rote Bete

Überdosierungsprobleme
Hoher Blutdruck, Herzprobleme, Nierenschäden, Ödeme

Phosphor

Phosphor kommt in jeder Körperzelle vor und ist ein Baustein der menschlichen Erbsubstanz. Um richtig wirken zu können, benötigt es Calcium und Vitamin D, wobei immer doppelt so viel Calcium wie Phosphor gebraucht wird. Beteiligt ist Phosphor am Aufbau von Knochen und Zähnen, an der Regulierung des Säure-Basen-Haushalts und an zahlreichen Stoffwechselvorgängen. Ohne Phosphor kann der Körper kein Niacin aufnehmen, es ist wichtig für die Nierenfunktion, einen normalen Herzschlag und die Übermittlung von Nervenimpulsen.

Empfehlungen
Normalerweise reichen 800 mg, für Sportler sind aber inzwischen Werte von 1000 bis 1500 mg erarbeitet worden.

Mangelerkrankungen
Rachitis, Parodontose

Natürliche Quellen
Milch, Fisch, Fleisch, Vollkornprodukte, Hülsenfrüchte, Eier

Überdosierungsprobleme
Überdosierung führt vor allem zum Abbau von Calcium, Magnesium, Eisen und den damit verbundenen Mangelproblemen.

Die wichtigsten Spurenelemente

Eisen

Eisen ist eines der wichtigsten Spurenelemente und essenziell für die meisten Lebewesen. Als zentraler Bestandteil von Hämoglobin (rote Blutkörperchen) und Myoglobin (ein Farbstoff in den Muskeln) ist Eisen bei vielen Lebewesen für die Speicherung und den Transport von Sauerstoff verantwortlich. Außerdem ist Eisen ein wichtiger Bestandteil des so genannten Eisen-Schwefel-Komplexes (*Iron-Sulphur-Cluster*) in zahlreichen Enzymen. Eine weitere Aufgabe übernimmt Eisen beim Stoffwechsel der Vitamine des B-Komplexes. Damit der Körper aber Eisen überhaupt absorbieren kann, werden Kobalt, Kupfer, Mangan und Vitamin C benötigt.

Obwohl Eisen wichtige Funktionen im Organismus ausübt, ist es in größeren Mengen äußerst giftig. Seriöse Quellen weisen aus, dass bereits eine Überversorgung mit 3 Gramm bei einem zweijährigen Kind tödlich sein kann. Bei einer normalen Ernährungsweise kann es so weit kaum kommen, da der Körper ein Zuviel selbst reguliert. Zusätze über Nahrungsergänzungen sollten, vor allem bei Kindern, nur in fachlicher Absprache durchgeführt werden.

Empfehlungen
Die Tagesempfehlungen bewegen sich zwischen 10 und 18 mg. Bei schwangeren und stillenden Frauen ist allerdings eine Tageszufuhr von 30 bis 60 mg erforderlich.

Mangelerkrankungen
Brüchige Fingernägel, Anämie, Leberschädigungen

Natürliche Quellen
Leber von Schwein und Rind, rotes Fleisch, Austern, Eigelb, Nüsse, Spargel, Bohnen, Haferflocken

Überdosierungsprobleme
Hämochromatose (bei dieser erblichen Krankheit lagert der Körper zu viel Eisen ab; das kann zu Organschädigungen führen)

Fluor

Spielt eine wichtige Rolle für die Zähne, verhindert bei normaler Ernährung den Zahnverfall und hält Kariesschäden in Grenzen. Wenn Kinder allerdings zu viel Süßes essen und nicht auf die nötige Mundhygiene achten, ist auch Fluor machtlos.

Empfehlungen
Es werden Tagesdosen von 1 bis 2 mg empfohlen. Hierbei sollte man aber unbedingt beachten, dass zwischen einer nützlichen und einer schädlichen Aufnahme nur ein kleiner Schritt liegt. Mehr als 5 mg täglich können bereits schädlich sein.

Mangelerkrankungen
Karies, Zahnverfall

Natürliche Quellen
Fisch, Vollkornprodukte, Tee, fluoridiertes Trinkwasser

Überdosierungsprobleme
Nierenschäden

Jod

Da es Bestandteil des Schilddrüsenhormons Thyroxin ist, befinden sich etwa zwei Drittel des Jods in der Schilddrüse. Da diese auch den Stoffwechsel kontrolliert, führt eine Unterversorgung zwangsweise zu Stoffwechselproblemen. Das Schilddrüsengewebe vermehrt sich und bildet schließlich den bekannten Kropf, der aber keine größere Gesundheitsgefährdung bedeutet. Vor allem in den deutschen Mittelgebirgen und den Alpen enthält das Trinkwasser relativ wenig Jod, so dass in diesen Gegenden Jodmangel häufiger auftritt.

Empfehlungen
Als Tagesempfehlung wird allgemein eine Menge von 150 µg angegeben. Schwangere und stillende Frauen sollten allerdings bis zu 200 µg aufnehmen.

Mangelerkrankungen
Kropf, Schilddrüsenunterfunktion

Natürliche Quellen
Jodsalz, Fisch, Muscheln, Austern, grüne Salate, Grünkohl, Rinderleber

Überdosierungsprobleme
Schilddrüsenüberfunktion

Kobalt

Kobalt, ein Teil des Vitamins B12, ist ein Mineralstoff, der eine Rolle bei der Bildung der roten Blutkörperchen spielt. Im Gegensatz zu einigen anderen Spurenelementen kann Kobalt nur aus der Nahrung aufgenommen werden.

Empfehlungen
Es gibt keine speziellen Tagesempfehlungen. Man geht aber davon aus, dass 8 µg völlig ausreichend sind.

Mangelerkrankungen
Anämie

Natürliche Quellen
Fleisch, Leber, Niere, Muscheln, Austern, Milch

Überdosierungsprobleme
Sie sind nicht bekannt.

Kupfer

Das Mikroelement Kupfer ist unerlässlich, damit das Eisen im Körper in Hämoglobin umgewandelt werden kann. Nach der Aufnahme gelangt es bereits nach kurzer Zeit in den Blutkreislauf. Für die Pigmentbildung von Haut und Haaren ist es ebenfalls mitverantwortlich, weil es die dort wirkende Aminosäure

Tyrosin verwertbar macht. Ebenso trägt Kupfer zu der Verwertung von Vitamin C bei.

Empfehlungen
Es werden keine belegbaren offiziellen Empfehlungen ausgesprochen, doch geht man heute davon aus, dass die Tagesmenge bei etwa 2 bis 3 mg liegen sollte.

Mangelerkrankungen
Ödeme, Anämie

Natürliche Quellen
Bohnen, Erbsen, Rinderleber, Vollkornprodukte, Meeresfrüchte

Überdosierungsprobleme
Kupfer senkt den Zinkspiegel.

Mangan

Als wichtiger Faktor für die Bildung von Thyroxin, des Hormons der Schilddrüse, und für die Verwertung von Nahrungsmitteln, spielt Mangan eine Rolle bei der Fortpflanzung und in der normalen Funktion unseres zentralen Nervensystems. Mangan ist ebenfalls an der richtigen Verwertung des Biotins und der Vitamine B1 und C beteiligt, weil es bei der Aktivierung der dazu benötigten Enzyme hilft. Für eine normale Knochenstruktur ist Mangan unerlässlich.

Empfehlungen
Die Tagesempfehlungen liegen bei 4 bis 5 mg. Wer aber viel Milch trinkt und dazu ebenfalls relativ viel Fleisch verzehrt,

sollte mehr Mangan zu sich nehmen. Große Mengen Calcium und Phosphor verhindern die Aufnahme.

Mangelerkrankungen
Störung im Zusammenspiel der Muskeln (Fachbegriff: Ataxie)

Natürliche Quellen
Nüsse, Bohnen, grünes Blattgemüse, Vollkornprodukte

Überdosierungsprobleme
Bisher in der Praxis nicht bekannt.

Molybdän

Molybdän ist ein Spurenelement, das beim Fettstoffwechsel (*lipid metabolism*) und Kohlenhydratstoffwechsel hilfreich wirkt. Lebensnotwendig ist es bei der Eisenverwertung, weil es Teil des dafür verantwortlichen Enzyms ist.

Empfehlungen
Es gibt keine gesicherten Tagesempfehlungen. In der Wissenschaft geht man aber davon aus, dass 150 bis 500 µg ausreichend sind.

Mangelerkrankungen
Bisher in der Praxis noch nicht bekannt.

Natürliche Quellen
Hülsenfrüchte, Vollkornprodukte, dunkelgrünes Blattgemüse

Überdosierungsprobleme
Sie sind in der Praxis kaum möglich.

Selen

Selen und Vitamin E wirken zusammen als Antioxidantien und spielen somit eine wichtige Rolle beim Schutz der Zellmembranen. Wissenschaftler klären deshalb zur Zeit, ob Selen zur Krebsbekämpfung beitragen kann. Da Männer mehr Selen benötigen als Frauen und sich rund die Hälfte des Selens im männlichen Körper in den Hoden konzentriert, erhofft man sich mit Selen neue Wege im Kampf gegen den Hodenkrebs. Außerdem ist Selen Bestandteil von verschiedenen Enzymen, deren Funktionen noch nicht alle geklärt sind. Weil Selen auch eine Rolle bei der Produktion von Schilddrüsenhormonen spielt, führt ein Mangel zur Schilddrüsenunterfunktion.

Empfehlungen
Es gibt noch keine empfohlenen Tagesmengen. Man geht aber davon aus, dass der Tagesbedarf zwischen 50 und 200 μg liegt.

Mangelerkrankungen
Schilddrüsenunterfunktion, Vitalitätsverlust

Natürliche Quellen
Knoblauch, Zwiebeln, Meeresfrüchte, Tomaten, Broccoli

Überdosierungsprobleme
Sie sind in der Praxis noch nicht genau definiert.

Zink

Meist am Ende von Listen und Aufstellungen erwähnt, zählt Zink zu den wichtigsten Mineralstoffen überhaupt. Beteiligt am Aufbau der Erbsubstanz und beim Zellwachstum ist Zink auch für den Eiweiß-, Fett- und Zuckerstoffwechsel mitverantwortlich. Die Aktivität mehrerer hundert Hormone, zahlreiche Enzyme und unser komplettes Immunsystem sind von Zink abhängig. Wie wichtig Zink auch für unsere geistigen Leistungen ist, wurde auf der Konferenz der amerikanischen Gesellschaft für Ernährungswissenschaften in San Diego Anfang 2005 wissenschaftlich belegt. In einer Studie mit Kindern konnte nachgewiesen werden, dass eine regelmäßige Zugabe von 20 mg Zink täglich nicht nur die geistige Leistungsfähigkeit steigern, sondern auch das Gedächtnis verbessern kann.

Da der Körper Zink nicht speichern kann, sind wir auf eine tägliche Zufuhr angewiesen. Zinkmangel ist selbst in den Industrieländern keine Seltenheit. Die Gründe liegen vor allem in falschen Ernährungsgewohnheiten und dem erhöhten Bedarf von Jugendlichen während des Wachstums.

Empfehlungen

Die WHO (Weltgesundheitsorganisation) empfiehlt als durchschnittlichen Tageswert 12 bis 15 mg. Schwangere und Stillende sollten sogar eine Tagesmenge von 25 mg zu sich nehmen, da sie einen erhöhten Zinkbedarf haben.

Mangelerkrankungen

Arteriosklerose, Prostatavergrößerung, fleckige Fingernägel

Natürliche Quellen
Rotes Fleisch, Meeresfrüchte, Milch, Vollkornprodukte, Weizenkeime, Kerne, Erdnüsse, Pilze

Überdosierungsprobleme
Sie sind in der Praxis nicht bekannt.

Vitamine und ihre Funktionen

Als Vitamine werden organische Verbindungen bezeichnet, die der menschliche Organismus nicht selbst oder nur unzureichend selbst bilden kann. Als Bestandteile von Nahrungsmitteln werden sie deshalb, ebenso wie ihre Vorstufen (die Provitamine), beim täglichen Essen aufgenommen. Da die meisten Vitamine essenziell, also lebensnotwendig sind, benötigen wir sie kontinuierlich. Im Normalfall ist eine ausgewogene und vitaminreiche Kost die beste Garantie für eine ausreichende Versorgung und den damit verbundenen guten Gesundheitszustand. Wie bei allen Vitalstoffen gibt es auch bei Vitaminen die bereits angesprochenen Situationen und Lebensgewohnheiten, in denen Mangelzustände auftreten können. Hinzu kommt aber noch, dass einige Vitamine besonders empfindlich auf äußere Einflüsse reagieren. Vor allem Licht und Hitze, aber auch chemische Stoffe wie zum Beispiel einige Konservierungszusätze, können sie leicht reduzieren oder völlig schädigen. Dies ist auch ein Grund für reale Mangelzustände in unserer Gesellschaft. Leider haben viele Menschen nicht mehr die Zeit oder die Möglichkeit, sich ausreichend mit frischem Obst und Gemüse zu versorgen. Sicher spielen hier auch steigende Preise und sinkende Einkommen eine gewichtige Rolle.

Für alle Vitamine werden Tagesempfehlungen ausgesprochen, doch variieren sie oft sehr stark. Wer sich einmal die Empfehlungen der EU oder der DGE anschaut und dann mit denen des zweimaligen Nobelpreisträgers Linus Pauling vergleicht, wird leicht verunsichert. Pauling empfiehlt meist ein Vielfaches dessen, was die EU oder die DGE empfehlen. Der

Grund für diese starken Abweichungen ist im unterschiedlichen Gedankenansatz zu finden. Während Organisationen wie die DGE oder D-A-CH ihre Tagesmengen allein auf die Aufrechterhaltung der allgemeinen Gesundheit beziehen, sehen Pauling und andere Wissenschaftler in den Vitaminen eine Möglichkeit, Krankheiten vorzubeugen und zu bekämpfen. Hierbei sind aber wesentlich größere Mengen erforderlich, als alleine zur Aufrechterhaltung eines vorhandenen Zustandes. Der Einsatz von Vitaminen – zur Prävention oder medikamentös – ist nicht unumstritten. Hier scheiden sich die fachlichen Richtungen. Ganz falsch kann Linus Pauling allerdings nicht gelegen haben, denn er lebte stets nach seinen eigenen Empfehlungen und starb im August 1994 auf seiner Ranch in Kalifornien im hohen Alter von 93 Jahren. Zum besseren Verständnis sind daher in der nachfolgenden Erläuterung der Vitamine mehrere Empfehlungswerte aufgeführt.

Es ist aber nicht ganz ungefährlich, eine unkontrollierte zusätzliche Aufnahme einzelner oder mehrerer Vitamine, etwa durch Nahrungsergänzungen, als Mittel der Eigentherapie einzusetzen. Das sollte, wenn überhaupt, stets unter fachlicher Aufsicht geschehen, weil viele Vitamine miteinander und mit zahlreichen Mineralstoffen zusammenwirken. Bei unkontrollierter Zufuhr kann es zu ungewollten Gesundheitsproblemen kommen, deren Ursachen dann nicht so leicht diagnostizierbar sind. Sie können ebenso unangenehm werden wie die später noch aufgeführten Mangelerkrankungen und Symptome.

Die essenziellen Vitamine im Überblick

Vitamin A – *Retinol*

Vitamin A, ein Bestandteil des Sehpurpurs im Auge, ist sowohl für das Farbensehen als auch für das Erkennen von Hell-Dunkel-Unterschieden verantwortlich. Außerdem schützt es die inneren und äußeren Häute des Körpers. Es ist ein fettlösliches Vitamin, das im Körper gespeichert werden kann, muss also nicht täglich neu aufgenommen werden. Für eine gute Absorbierung im Verdauungstrakt sind Fette und Mineralstoffe nötig.

Empfehlungen
Allgemein wird empfohlen: Frauen 0,8 mg; Männer, Mädchen in der Pubertät und schwangere Frauen 1,1 mg; stillende Frauen 1,8 bis 1,9 mg

Pauling empfiehlt 6 bis 12 mg.

Mangelerkrankungen
Nachtblindheit, Lichtscheue, Bindehauterkrankung (Xerophthalmie)

Natürliche Quellen
Kleieflocken, Paranüsse, Sojabohnen, Sonnenblumenkerne, Weizenkeime

Verderblichkeit
Sauerstoff, Licht und langes Kochen zerstören Vitamin A völlig. Bei normaler Kochweise sinkt der ursprüngliche Gehalt um rund ein Drittel. Das ist wichtig für die Zusammenstellung einer vitaminreichen Kost.

Überdosierungsprobleme
Zu viel Vitamin A ist ebenso gefährlich wie zu wenig. Überdosierungen können zu den unterschiedlichsten Symptomen führen, die von Übelkeit über Kopfschmerzen bis hin zu Haarausfall reichen.

Wichtige Information
Wer viel Vitamin A aufnehmen will, sollte das über seine Vorstufe, das Provitamin A (Betacarotin), machen. Diese Vorstufe des Vitamins ist ungiftig und schließt die Möglichkeit einer Überdosierung aus.

Tipp
Am besten wird Vitamin A zusammen mit Fett aufgenommen. Sie sollten deshalb zum Beispiel einen Karottensalat mit etwas Öl anmachen, weil Sie so den natürlichen Vitaminspender optimal nutzen können.

Vitamin B1 – *Thiamin*

Vitamin B1 ermöglicht im Organismus Reaktionen, die Kohlenhydrate verwerten. An der Übertragung von Nervenimpulsen an die Muskeln ist es ebenfalls beteiligt. Es wirkt leicht harntreibend. Als wasserlösliches Vitamin wird es bei Überschuss ausgeschieden und nicht im Körper gespeichert. Deshalb ist eine tägliche Zufuhr wichtig. Wie alle anderen Vitamine des so genannten B-Komplexes wirkt es im Zusammenspiel mit seinen Gruppenpartnern wesentlich effektiver.

Empfehlungen
Bei Erwachsenen werden 1 bis 1,5 mg angegeben, bei schwangeren und stillenden Frauen bis 1,6 mg.

Pauling empfiehlt 50 bis 100 mg.

Mangelerkrankungen
Verdauungsstörungen, Appetitlosigkeit, Beri-Beri

Natürliche Quellen
Hefeflocken, Sonnenblumenkerne, Pinienkerne, Schweinefilet, Paranüsse, Sesamsamen

Verderblichkeit
Empfindlich gegen Sauerstoff, UV-Licht und langes Kochen. Beim Garen geht etwa die Hälfte des Vitamingehalts verloren.

Überdosierungsprobleme
Sind nicht bekannt, da zu hohe Mengen wieder ausgeschieden werden.

Wichtige Information
Wenn Sie viel weißes Mehl, raffinierten Zucker und geschälten Reis zu sich nehmen, sollten Sie zusätzlich Vitamin B1 aufnehmen. Dies gilt auch bei hohem Alkoholgenuss.

Vitamin B2 – *Riboflavin*

Vitamin B2 ist unerlässlich für den Fett-, Eiweiß- und Kohlenhydratstoffwechsel. Es wirkt bei der Fortpflanzung und beim Wachstum mit, ebenso bei der Gesunderhaltung von Haut, Haaren und Fingernägeln. Wegen einer besonders hohen Konzentration im Auge wird auch ein Einfluss auf die Sehfähigkeit vermutet.

Empfehlungen
Die Tagesmengen werden bei Frauen mit 1,5 mg und bei Männern mit 1,7 mg angegeben.

Pauling empfiehlt 50 bis 100 mg.

Mangelerkrankungen
In seltenen Fällen kommt es zu Wachstumshemmung, Hautentzündungen, Hornhauttrübung und spröden Fingernägeln.

Natürliche Quellen
Getrocknete Pfifferlinge, Hammel-, Rinder- und Schweineleber, Hefeflocken, Hühnerleber, Bierhefe, Trockenmilch, Molkepulver

Verderblichkeit
Lebensmittel mit hohem Vitamin-B2-Gehalt sollte man kühl und dunkel lagern. Auf Hitze reagiert Vitamin B2 nicht so empfindlich wie etwa Vitamin B1 und andere Vitamine.

Überdosierungsprobleme
Symptome für eine Überdosierung sind bisher unbekannt. Man geht aber davon aus, dass zu hohe Dosen zu einem Kribbeln und Brennen bestimmter Hautstellen führen können.

Wichtige Information
Die meisten Schlankheitskuren führen zu einer Unterversorgung mit Vitamin B2, deshalb ist hier eine zusätzliche Versorgung nötig.

Vitamin B3 – *Niacin*

Zur Gewinnung von Energie aus Fetten, Kohlenhydraten und Eiweiß, aber auch bei der Bildung von Neurotransmittern (Botenstoffen) im Gehirn wird Vitamin B3 benötigt. Es kann im Körper gespeichert werden. Bei einem Erwachsenen geht man von einem Speicherzeitraum zwischen zwei und sechs Wochen aus.

Empfehlungen

Die EU empfiehlt 18 mg, andere Quellen 13 mg täglich.

Die Empfehlungen von Pauling sind in diesem Fall nicht allgemein definiert.

Mangelerkrankungen

Wenn nur Vitamin B3 fehlt, sind keine Mangelerkrankungen bekannt. In einem Mangelzustand allerdings, bei dem auch die Werte für die Vitamine B2, B6 und B9 viel zu niedrig sind, kann es zu Pellagra (rauer Haut) kommen.

Natürliche Quellen

Fleisch, Fisch, Huhn, Pilze, Hefe, Vollkorn. Außerdem ist der Körper in der Lage, Vitamin B3 selbständig aus der Aminosäure Tryptophan zu bilden.

Verderblichkeit

Vitamin B3 ist relativ unempfindlich.

Überdosierungsprobleme

Sie sind nicht bekannt.

Wichtige Information
Reine Vegetarier sollten darauf achten, Nahrungsmittel zu essen, die reich an Aminosäuren sind.

Vitamin B5 – *Pantothensäure*

Eigentlich spricht man heute kaum noch von Vitamin B5, sondern meist von Pantothensäure. Diese ist gut verfügbar, weil sie in den meisten Nahrungsmitteln vorhanden ist – wie schon ihr griechischer Name zeigt (*pantos* heißt übersetzt überall). Da die Pantothensäure an zahlreichen Stoffwechselvorgängen beteiligt ist, wirken sich Mangelprobleme meist auch in diesen Bereichen aus. In der westlichen Welt sind nur starke Alkoholiker von einem Mangel bedroht.

Empfehlungen
Die EU empfiehlt 6 mg, andere Quellen geben bis zu 15 mg für Frauen und 18 mg für Männer an. Linus Pauling empfiehlt 300 bis 600 mg.

Mangelerkrankungen
Durchfall, Erbrechen, Schwindel, Krämpfe. Die Schleimhäute können sich verändern, ebenso die Haut.

Natürliche Quellen
Butter, Rinder-, Hammel- und Schweineleber, Hefeflocken, Weizenkleie, Erdnüsse, Bierhefe, Hühnerleber

Verderblichkeit
Vitamin B5 ist sehr robust. Beim Kochen und Braten geht nur wenig verloren.

Überdosierungsprobleme
Bei hohen Tagesmengen können Juckreiz, Übelkeit, Kopfschmerzen und Allergien auftreten.

Vitamin B6 – *Pyridoxin*

Vitamin B6 ist eigentlich die Bezeichnung für eine Gruppe verschiedener Substanzen, die gemeinsam wirken und in enger Verbindung zueinander stehen. Das Vitamin ist wasserlöslich. Es ist für die Produktion von Antikörpern und für die Bildung des Blutfarbstoffs Hämoglobin wichtig und an der Produktion verschiedener Hormone sowie der Gallensäure beteiligt. Weil es täglich wieder ausgeschieden wird, ist eine permanente Neuversorgung über die Nahrung wichtig.

Empfehlungen
Während die DGE 1,6 mg für Frauen und 1,8 mg für Männer als ausreichend erachtet, empfiehlt die EU 2 mg. Die DGE weist allerdings auf einen erhöhten Bedarf bei Schwangerschaften hin. Pauling empfiehlt 50 bis 100 mg.

Mangelerkrankungen
Hautprobleme, Darmbeschwerden, Müdigkeit, Depression, Infektanfälligkeit. Bei starker Unterversorgung kann es auch zu Eisenmangel und den damit verbundenen Gesundheitsproblemen kommen.

Natürliche Quellen
Weizenkeime, Weizenkleie, Hühner- und Kalbsleber, Hummer, Bananen

Verderblichkeit
Vitamin B6 verträgt weder Licht noch Hitze. Beim Garen gehen etwa 40 Prozent des Vitalstoffs verloren.

Überdosierungsprobleme
Erst bei extrem hohen Mengen im Grammbereich können Bewegungs- und Nervenstörungen auftreten.

Wichtige Information
Frauen, die auf die Einnahme der Anti-Baby-Pille mit Depressionen reagieren, leiden möglicherweise unter einem Mangel an Vitamin B6.

Vitamin B9 – *Folsäure* – Vitamin M

Das Vitamin B9 wird verwirrender Weise in einigen Quellen auch unter der Bezeichnung Vitamin M geführt. Zur Vereinfachung hat sich inzwischen allgemein die Bezeichnung Folsäure (*folic acid*) auch international durchgesetzt. Folsäure spielt eine wichtige Rolle beim Aufbau roter Blutkörperchen und ist am Proteinstoffwechsel beteiligt. Weitere wichtige Funktionen finden wir bei der Verwertung von Aminosäuren und Zucker sowie bei der Teilung von Körperzellen.

Empfehlungen
Die EU empfiehlt 200 µg, die DGE 400 µg und für Schwangere oder Stillende 600 µg.

Pauling empfiehlt 400 bis 800 µg.

Mangelerkrankungen
Bei hohem Defizit sind Anämie, Pigmentstörungen und Verdauungsstörungen möglich.

Natürliche Quellen
Rinder- und Schweineleber, Kalbsniere, Hühnerleber, Hühnerei, Kürbiskerne, Kakaopulver

Verderblichkeit
Folsäure verträgt weder Hitze noch Sauerstoff oder Licht. Beim Garen und Kochen gehen bis zu 90 Prozent verloren.

Überdosierungsprobleme
Die Literatur weist keine bekannten Gesundheitsprobleme aus. Man geht aber davon aus, dass es bei hohem Mangel zu Schlaf- und Gemütsstörungen kommen kann.

Wichtige Information
In der Alltagspraxis hat sich gezeigt, dass häufiges Kantinenessen zu leichten Mangelzuständen führen kann. Hier ist dann in der Freizeit eine an Folsäure reiche Ernährung nötig.

Vitamin B12 – *Cobalamin*

Vitamin B12 ist wichtig für die Aktivierung von Folsäure (Vitamin B9). Es ist an der Energiespeicherung in den Muskeln beteiligt und wird durch den Magen nicht besonders effizient aufgenommen. Eine gute Calciumversorgung ist daher wichtig, damit Vitamin B12 sich richtig entfalten kann. Da es bereits in sehr niedrigen Konzentrationen wirksam wird, ist die ausreichende Versorgung bei einer ausgewogenen Ernährung meist gegeben.

Empfehlungen

Die Empfehlungen von EU und DGE bewegen sich zwischen 2 und 5 µg pro Tag. Da Vitamin B12 auch von den Darmbakterien hergestellt wird, ist eine genaue Bedarfsangabe schwierig. Pauling empfiehlt 100 bis 200 µg.

Mangelerkrankungen

Anämie, weiße Lippen, gelbe Schleimhäute, Nervenstörungen, Gedächtnisschwäche, Hirnschäden

Natürliche Quellen

Rinder-, Schweine-, Hammelleber, Rinderniere, Hühnerleber, Flusskrebs, Feldsalat

Verderblichkeit

Auf Licht, Sauerstoff und Hitze reagiert Vitamin B12 empfindlich. Deshalb sollten entsprechende Nahrungsmittel am besten kühl und dunkel aufbewahrt werden.

Überdosierungsprobleme

Sehr hohe Dosen können zu allergischen Reaktionen führen, bereits aufgetretene Krankheiten wie Akne oder Schuppenflechte können sich verschlechtern.

Wichtige Information

Da Vitamin B12 vor allem in tierischen Lebensmitteln in hoher Konzentration enthalten ist, sollten reine Vegetarier besonders darauf achten, dass sie nicht unterversorgt sind.

Vitamin C – *Ascorbinsäure*

Vitamin C ist an zahlreichen Funktionen im Körper beteiligt. Es kann im menschlichen Organismus nicht selbst erzeugt und muss deshalb von außen zugeführt werden. Es ist für das Wachstum wichtig, weil es an der Kollagenbildung beteiligt ist. Es hilft bei der Reparatur von Körperzellen und ist für den gesunden Zustand von Blutgefäßen, Zahnfleisch, Knochen und Zähnen mitverantwortlich. Weil es auch die so genannten freien Radikalen bekämpft, ist es als Medikament bei vielen Krebs- und Altersforschern im Gespräch.

Empfehlungen

Die Tagesempfehlungen für gesunde Erwachsene werden mit 60 bis 75 mg angegeben; für Schwangere und Stillende 80 bis 120 mg. Pauling empfiehlt 1000 bis 1800 mg.

Mangelerkrankungen

Die bekannteste Mangelerkrankung ist Skorbut. Ein kompletter Mangel an Vitamin C kann bereits innerhalb von vier Monaten zum Tod führen. Vorstufen sind Zahnfleischbluten, Zahnverfall, Nasenbluten und Müdigkeit.

Natürliche Quellen

Hagebutte, Zitrusfrüchte, Sanddorn, Paprika, Tomaten, rote Beeren, Broccoli, Grünkohl, Kohlrabi

Verderblichkeit

Vitamin C reagiert sehr empfindlich auf Sauerstoff, auch Hitze und lange Lagerzeiten schädigen es. Durch Kochen gehen etwa 40 Prozent des Gehaltes verloren.

Überdosierungsprobleme
Hohe Vitamin-C-Dosen können Magenprobleme erzeugen.

Wichtige Information
Am besten wird Vitamin C durch die Nahrung aufgenommen, wenn diese möglichst frisch und unbearbeitet verzehrt wird.

Vitamin D – *Calciferol*

Vitamin D reguliert den Calcium- und Phosphathaushalt des Körpers und ist für die Härte von Knochen und Zähnen mitverantwortlich. Durch neue Studien wurde im Jahr 2005 belegt, dass Osteoporose bei Frauen und ein Mangel an Vitamin D in direktem Zusammenhang stehen. Bei den Studien kam aber auch heraus, dass die weit verbreitete Vorstellung, dass das Vitamin auch durch Sonnenlicht auf der Haut aufgenommen wird, nur bedingt zutreffend ist. So wiesen Frauen aus dem Sonnenstaat Kalifornien in gleichem Maß eine Unterversorgung auf wie die Frauen aus anderen, regenreicheren Staaten. Bei der Grundversorgung mit Vitamin D sollte also hauptsächlich auf die orale Zufuhr über die Nahrung geachtet werden.

Empfehlungen
Verschiedene Quellen geben 4 bis 5 µg als Tagesmenge an. Der Zusatz »10 Minuten Sonnenlicht pro Tag sichern ebenfalls den Bedarf« gilt nicht mehr.

Pauling empfiehlt 20 µg.

Mangelerkrankungen
Osteoporose, Knochenerweichung, Muskelschwäche, erhöhte Infektanfälligkeit, Zahnverfall, Rachitis

Natürliche Quellen
Aal, Bismarckhering, Bückling, Flussaal, Hering, Lachs, Ölsardinen, Hühnereigelb, Hafer, Haferflocken

Verderblichkeit
Empfindlich bei Licht, Sauerstoff und starker Hitze. Beim Garen gehen aber nur etwa 10 Prozent verloren.

Überdosierungsprobleme
Bei hoher Überdosierung kann es zu Vergiftungen kommen. Symptome wie Erbrechen, Schwäche und Durchfall können durch vorausgegangene Kalkablagerungen in Blutgefäßen und Nieren erfolgen.

Wichtige Information
Eine Überdosierung durch einen zu langen Aufenthalt in der Sonne ist nicht möglich.

Vitamin E – *Tocopherol*

Dieses fettlösliche Vitamin erfüllt im Organismus wichtige Aufgaben. Es erhält die Fruchtbarkeit, schützt sowohl ungesättigte Fettsäuren als auch Vitamin A vor der Oxidation (Schädigung durch Sauerstoff), ist wichtig für die Durchblutung der Gefäße und wird als Wirkstoff gegen Blutgerinnung eingesetzt. Ein Großteil des Vitamin E wird mit dem Stuhl wieder ausgeschieden. Die im Körper verbleibenden Anteile werden in Leber, Herz, Muskeln, Hoden, Gebärmutter, Fettgewebe, Blut und in verschiedenen Drüsen gespeichert.

Empfehlungen

Die empfohlenen Tagesmengen liegen zwischen 10 und 12 mg. Pauling empfiehlt 800 mg.

Mangelerkrankungen

Fruchtbarkeitsstörungen, Muskelschwund, Anämie. Diese Krankheitsbilder wurden bisher allerdings nur in Tierversuchen nachgewiesen.

Natürliche Quellen

Kalbsniere, Kalbs-, Schweine- und Rinderleber, Hasel- und Paranüsse, Kürbis-, Sonnenblumen- und Pistazienkerne, Weizenkeime, Bäckerhefe

Verderblichkeit

Vor allem Licht kann Vitamin E stark schädigen, aber auch Hitze. Beim Kochen oder Garen geht meist etwa die Hälfte des Vitamin-E-Gehalts verloren.

Überdosierungsprobleme

Bei lang anhaltender täglicher Überdosierung kann es zu Kopfschmerzen, Schwindel, Übelkeit und Muskelschwäche kommen. Neue Studien aus dem Jahr 2005 weisen darauf hin, dass eine Überdosierung über einen langen Zeitraum hinweg möglicherweise Krebs fördert.

Wichtige Information

Frühgeborene verfügen meist nur über eine geringe Reserve an Vitamin E. Deshalb sollte man bei ihrer Ernährung besonders auf ausreichende Vitamin-E-Zufuhr achten.

Vitamin H – *Biotin*

Dieses wasserlösliche Vitamin spielt eine zentrale Rolle bei Stoffwechselreaktionen, in denen Fette, Proteine und Kohlenhydrate verarbeitet werden. Für die Synthese von Ascorbinsäure (Vitamin C) ist Biotin erforderlich.

Empfehlungen
Für Vitamin H gibt die EU einen Empfehlungswert von 150 µg an. Andere Institutionen und Linus Pauling enthalten sich hier, weil die Darmbakterien den Tagesbedarf an Biotin im Normalfall decken können.

Mangelerkrankungen
Bei gestörter Darmflora können Muskelschmerzen, Appetitlosigkeit, Übelkeit und Hautausschlag auftreten.

Natürliche Quellen
Hühnerleber, Rinder-, Schweine- und Hammelleber, Avocado, Naturreis, Weizenkleie

Verderblichkeit
UV-Licht, Hitze und ranziges Fett können Biotin zerstören. Beim Kochen gehen bis zu 70 Prozent verloren.

Überdosierungsprobleme
Folgen einer Überdosierung sind bisher nicht bekannt.

Wichtige Information
Trotz eines hohen Biotingehalts sollte man Leber nicht öfter als einmal pro Woche verzehren.

Mangelerkrankungen und Symptome – und wie man ihnen entgehen kann

Nachfolgend finden Sie ein kleines Lexikon der bekanntesten Krankheiten, die auch als Mangelerkrankungen und deren Symptome auftreten können. Ihr Auslöser muss zwar nicht immer ein Mangel an Mineralstoffen oder Vitaminen sein, doch hat sich in der Praxis gezeigt, dass ein gestörter Mineralstoff- und Vitaminhaushalt diese Gesundheitsprobleme häufig begleitet und verstärkt. Bereits durch kleine Änderungen in der täglichen Ernährung, der zusätzlichen Aufnahme bestimmter Lebensmittel oder auch der Zufuhr guter Nahrungsergänzungen kann eine Therapie sinnvoll unterstützt werden. In vielen Fällen können auch Erkrankungen vermieden oder Symptome abgeschwächt werden. Jedoch gilt auch hier der alte Grundsatz: »Die Dosis macht das Gift.« Anders ausgedrückt heißt das, dass eine Überdosierung ebenso schädlich werden kann wie ein Mangel. Wie bei den Mineralstoffen unter dem Stichwort *Eisen* bereits genauer angesprochen, können stark erhöhte Mengen dieses Minerals sogar tödlich sein. Ein Kriminalfall hat im Sommer 2005 in Deutschland gezeigt, dass man bereits mit etwas mehr als 30 Gramm Salz ein Kind töten kann. Es ist also nicht sinnvoll, bei einem festgestellten Mangel diesen mit hohen Zugaben des entsprechenden Vitalstoffes möglichst schnell auszugleichen.

Da unser Organismus auf die Zufuhr aller Vitalstoffe angewiesen ist, haben Menschen, die sich einseitig ernähren, permanente Probleme, den richtigen Vitalstoff-Mix für ihre Gesunderhaltung zu sich zu nehmen. Dies gilt sogar für die oft so hoch gelobte vegetarische Ernährung, vor allem, wenn sie auf alle Tierprodukte, also auch auf Milch und Eier, verzichtet. Hier sollte zumindest bei Kleinkindern und Heranwachsenden auf eine anderweitige Zuführung von Vitaminen wie D und H, aber auch von Mineralstoffen wie Calcium und Eisen geachtet werden. Andernfalls werden Mangelschäden mit Sicherheit nicht ausbleiben, die auf die gesamte Entwicklung eines jungen Menschen Einfluss nehmen können.

Das größte Problem an Mangelerkrankungen ist, dass sie nicht immer sofort als solche erkannt werden. Hier zeigt die Schulmedizin noch große Mängel. Gut ausgebildete, ganzheitlich arbeitende Heilpraktiker haben auf dem Gebiet der Krankheitserkennung (Diagnose) einige Vorteile, da sie bereits durch eine ausführlichere Anamnese (Patientenbefragung) einen besseren Überblick über Lebens- und Essgewohnheiten ihrer Patienten erhalten. Nach den Vorgaben der so genannten Gesundheitsreform haben praktische Ärzte kaum noch die Zeit, sich ihren Patienten so zu widmen, wie es komplizierte Erkrankungen erfordern. Deshalb wird der Erkrankte in der heutigen Zeit immer mehr gefordert, sich und seinen eigenen Gesundheitszustand selbst zu kontrollieren und nach Möglichkeit auch Problemen eigenständig vorzubeugen. Der nachfolgende Überblick über die möglichen Mangelprobleme soll Ihnen hier behilflich sein. Falls Sie den Eindruck gewinnen, dass sich so ein Problem bei Ihnen andeutet oder es bereits vorhanden ist, sollten Sie den Besuch bei einem Therapeuten nicht scheuen. Vor der Therapie muss immer die ausführliche Diagnose stehen. Ein erkannter Mangel kann behoben werden und ist dann keiner mehr, der langfristig schädigen kann.

Obwohl uns modernen Menschen immer wieder erklärt wird, dass es in den Industrieländern kaum zu Mangelerkrankungen kommen kann, gehen zahlreiche seriöse Wissenschaftler inzwischen von ganz anderen Gegebenheiten aus. Da sich viele Menschen immer einseitiger ernähren, muss vielen Mangelzuständen bereits durch Ergänzungsmittel entgegen gewirkt werden. Tatsächlich ist das auch einer der Wachstumsmärkte der Zukunft. Wer aber gezielt mit den richtigen Nahrungsmitteln gegen drohenden Mangel ankämpft, lebt gesund und spart auch noch Geld. Essen muss man täglich, die empfohlenen Ergänzungen belasten das eigene Budget aber zusätzlich. Darum sind sinnvoll ausgewählte, möglichst frische Lebensmittel möglicherweise etwas teurer im Einkauf als Konserven, doch unterm Strich nicht annähernd so kostenintensiv wie die zahlreichen Pulver, Säfte und Brausetabletten, die in den meisten Regalen gleich neben den Konserven angeboten werden.

Nachfolgend haben wir den Krankheitsbildern diejenigen Nahrungsmittel zugeordnet, die den jeweiligen Mangelzustand mit ihrer relativ hohen Konzentration und in sinnvoller Kombination wieder ausgleichen und Therapien ohne unerwünschte Nebenwirkungen unterstützen können.

Anämie

Bei diesen im Volksmund auch *Blutarmut* genannten Krankheitszustand ist die Menge der roten Blutkörperchen im Gegensatz zum Normalzustand stark verringert. Auch wenn der rote Blutfarbstoff (Hämoglobin) deutlich vermindert ist, spricht man von einer Anämie. Die wichtigste Aufgabe der roten Blutkörperchen ist der Transport von Sauerstoff aus der Lunge zu verschiedenen Geweben des Körpers.

Leicht erkennbare Symptome sind neben der meist rasch sichtbaren Hautblässe vor allem Schleimhautblässe, Schlappheit, Müdigkeit und ein deutliches Absinken der Belastbarkeit.

Häufig treten auch zusätzlich Konzentrationsschwäche und Kopfschmerzen auf.

Als Grund für eine Verminderung der roten Blutkörperchen wird meist ein gestörtes Gleichgewicht zwischen Abbau und Neubildung beschrieben. Die Auslöser für eine solche Störung können vielfältiger Natur sein: Mangel an verschiedenen Vitaminen, hier B9, B12 und E, aber auch an Mineralstoffen wie Kobalt, Kupfer und Eisen. Vor allem Eisenmangel (für den nicht immer eine falsche Ernährung die Ursache sein muss) wird häufig erwähnt. Blutverlust durch Verletzungen, die Regelblutung bei Frauen oder auch Magen-Darm-Geschwüre können hier mitwirken.

Zuerst muss die Ursache der Anämie diagnostiziert werden, ehe man eine gezielte Therapie entwickeln kann. Vorbeugend und unterstützend kann aber bereits eine kleine Umstellung der Ernährung wirken, denn vor allem Hühner- und Schweineleber enthalten viel Eisen, Kupfer sowie die Vitamine B9 und B12.

Nahrungsmittelempfehlung

- Hühnerleber, Hühnerei (vor allem Eigelb), Hammel/Lamm- und Schweineleber, Kalbsniere
- Für Vegetarier: Kürbiskerne, Kakaopulver

Appetitlosigkeit

Selten als eigenständige Krankheit, meist als Symptom anderer Erkrankungen auftretend, kann Appetitlosigkeit zahlreiche Ursachen haben. Von schlecht zubereitetem oder einseitigem Essen bis hin zu schweren Erkrankungen wie Tuberkulose, Magen-Darm-Entzündungen oder Vitaminmangel reichen die Auslöser. In unserer modernen Welt kommen auch noch psychische Zustände wie Stress, Depressionen, Überforderung oder bei jungen Menschen seelische Probleme, etwa Liebeskummer in der Pubertät, hinzu.

Es ist also wichtig, zuerst den Auslöser für die Appetitlosigkeit zu finden, ehe man den Appetit wieder anregen kann.

Ist Vitaminmangel der Auslöser, betrifft das vor allem die Vitamine A, B1 und H. Da sie vor allem in Tierleber und damit versehenen Produkten vorkommen, sind Nichtvegetarier seltener von einem derartigen Mangel betroffen.

Nahrungsmittelempfehlung

- Schweine-, Rinder- und Kalbsleber, Hammel/Lamm-Leber, Hühnerleber, Hühnereigelb
- Für Vegetarier: Grünkohl, Hagebutte, Möhren, Petersilie, Pfifferlinge, Wirsing

Beri-Beri (auch Beriberi)

Dies ist eine der klassischen Mangelkrankheiten, die auf das Fehlen von ausreichend Vitamin B1 zurückzuführen ist. Als die britische Kolonialmacht im 19. Jahrhundert in Indien den polierten Reis einführte und den Naturreis, der mit Schale und Keim verzehrt wurde, abschaffte, kam es in ganz Indien zu großen Beri-Beri-Epidemien mit zahlreichen Toten. Heute tritt die Krankheit meist nur noch in Ländern der Dritten Welt auf, bei uns ist sie selten geworden.

Ein großer Mangel an Vitamin B1 löst Störungen im Nerven- und im Herz-Kreislauf-System aus. Es kommt zu Müdigkeit, Appetitlosigkeit, Muskelschwund und allgemeiner Schwäche. Im fortgeschrittenen Stadium treten zusätzlich

Wasseransammlungen im Gewebe und Störungen der Herztätigkeit auf.

Nahrungsmittelempfehlung

- Kleieflocken, Paranüsse, Sojabohnen, Sonnenblumenkerne, Weizenkeime

Bindehauterkrankung

Die häufigste Bindehauterkrankung ist die Bindehautentzündung. Hierbei unterscheidet man zwischen chronischer und akuter Form. Beide Arten zeigen sich auf ähnliche Weise: Zuerst schwillt die Bindehaut deutlich an. Das Weiße im Auge rötet sich. Das gesamte Auge beginnt zu jucken und wird lichtempfindlich. Wird die Erkrankung nicht behandelt, tritt im nächsten Stadium eitriger Schleim aus.

Es gibt verschiedene Auslöser für eine Bindehautentzündung. Häufig wird sie durch Fremdpartikel im Auge provoziert. Auch Bakterien oder Viren können die Augenreizungen hervorrufen. Als Begleiter verschiedener Infektionskrankheiten ist eine Bindehautentzündung möglich, in seltenen Fällen wird sie durch Vitamin-A-Mangel ausgelöst. Zuerst muss der Auslöser erkannt und beseitigt werden. Zusätzlich muss das erkrankte Auge mit Medikamenten behandelt werden, damit die Entzündung rasch wieder zurückgeht.

Nahrungsmittelempfehlung

- Schweine-, Rinder- und Kalbsleber, Hammel/Lamm-Leber, Hühnerleber, Hühnereigelb
- Für Vegetarier: Grünkohl, Hagebutte, Möhren, Petersilie, Pfifferlinge, Wirsing

Blähungen

Blähungen treten meist als Folge von Problemen im Verdauungstrakt auf. Sie sind harmlos, wenn sie sich nach dem Verzehr von Speisen bemerkbar machen, die die Gärung fördern. Hierzu zählen Hülsenfrüchte, Kohl und Zwiebeln. Handelt es sich aber um eine Störung der Darmflora, können bestimmte Stoffwechselabbauprodukte nicht mehr vom Organismus verarbeitet werden. Als Folge kommt es zu Fäulnis, Gärung und Gasbildung, oft von Bauchkrämpfen begleitet.

Eine weitere Ursache von Blähungen kann eine Lebensmittelallergie oder eine Unverträglichkeit bestimmter Nahrungsmittel sein. Stellen sich häufiger Blähungen ohne erkennbaren Grund ein, sollte man über einen Zeitraum von zwei bis drei Wochen hinweg eine so genannte Rotationskost zu sich nehmen. Hierbei werden der Reihe nach einzelne Lebensmittel weggelassen, bis der Verursacher der Blähungen identifiziert ist.

Wer zu Blähungen neigt, ohne dass eine direkte Krankheit erkennbar ist, sollte nicht nur blähende Lebensmittel meiden, sondern auch besonders gründlich kauen, beim Essen nur wenig trinken und sich Zeit für einen regelmäßigen Stuhlgang nehmen.

In seltenen Fällen kann auch Kaliummangel der Grund sein. Dies kann vorkommen, wenn man sich ausschließlich einseitig mit Fastfood versorgt.

Nahrungsmittelempfehlung

- Avocado, Feigen, Bierhefe, geröstete Erdnüsse, Haselnüsse, Kürbiskerne, Pistazienkerne, Sonnenblumenkerne, Steinpilze, Trockenmilch, Walnüsse

Blutarmut siehe *Anämie*

Blutdruck, niedriger

Als Blutdruck bezeichnet man den Druck, der durch die Pumptätigkeit des Herzens entsteht und dann auf die Wände der Blutgefäße einwirkt. Der normale Blutdruck wird weltweit leider nicht einheitlich genau definiert. Die Angaben schwanken zwischen 120/80 und 140/90. In früheren Jahren galt als Faustformel: »100 + Lebensjahre/80«, doch dies ist inzwischen wissenschaftlich widerlegt. Wir können davon ausgehen, dass ein Wert zwischen den zuvor genannten als normal angesehen werden kann. Verändert sich dieser Wert deutlich, dann spricht man von einem Blutdruckproblem. Geht der Wert nach unten, spricht man von niedrigem Blutdruck, Blutniederdruck oder Blutunterdruck, der Fachbegriff lautet *Hypotonie*. Dieser Zustand ist nicht so stark lebensbedrohend wie ein Bluthochdruck, sollte aber nicht verharmlost werden. Der Blutunterdruck ist wesentlich schwieriger zu erkennen, weil er mit leichten Symptomen beginnt, die oft falsch zugeordnet werden. Meist sind es ständig kalte Füße, häufiges Frieren, leichtes Kopfweh und ein Abfall der Leistungsfähigkeit. Manchmal setzt auch die Abendmüdigkeit etwas früher ein. Die Gründe für Blutunterdruck können vielfältig sein. Auch ein Mangel an Kalium kann zu einem Unterdruck führen. In diesem Fall bringt zusätzliche kaliumreiche Nahrung rasch Abhilfe.

Nahrungsmittelempfehlung

- Avocado, Feigen, Bierhefe, geröstete Erdnüsse, Haselnüsse, Kürbiskerne, Pistazienkerne, Sonnenblumenkerne, Steinpilze, Trockenmilch, Walnüsse

Blutniederdruck, Blutunterdruck siehe **Blutdruck, niedriger**

Darmbeschwerden

Magen- und Darmbeschwerden sind oft die Folgen unzulänglicher Verdauung, begleitet von Sodbrennen, Blähungen, Verstopfung oder Durchfall. Diese Gesundheitsprobleme lassen sich leicht vermeiden, wenn man sich an die überall propagierten Essregeln und Ernährungsgrundsätze hält. Ändert man aber nichts, kann es auch andere an der Nahrungsverwertung beteiligte Organe wie Galle, Leber und Bauchspeicheldrüse schädigen. Sie werden überlastet, es kommt zu einer Funktionsschwäche, was zu folgeschweren Stoffwechselerkrankungen führen kann, wie zum Beispiel Arthritis, Darmkrebs oder Gicht.

Darmbeschwerden können auftreten, wenn die verzehrten Lebensmittel nicht »zueinander passen«. Fleisch wird beispielsweise in saurer Lösung verdaut, stärkehaltige Speisen dagegen in einem alkalischen Milieu. Die Verdauung geschieht viel leichter, wenn die Verdauungssäfte nur eine Nahrungsmittelart zur gleichen Zeit zu verarbeiten haben. Auf diesem Wissen beruht die Ernährungstheorie der Trennkost, die auf eine möglichst große Trennung von eiweiß- und kohlenhydrathaltigen Nahrungsmitteln abzielt.

Weitere Probleme im Darm können durch eine gestörte Darmflora entstehen, in seltenen Fällen auch durch einen starken Mangel an Vitamin B6. Dieses ist an der Produktion verschiedener Hormone sowie der Gallensäure beteiligt. Weil es täglich wieder ausgeschieden wird, ist eine permanente Neuversorgung über die Nahrung wichtig.

Nahrungsmittelempfehlung
- Hafer, Weizenkleie, Kürbiskerne, Bierhefe, Datteln, Sojabohnen
- Für Nicht-Vegetarier auch Hummer, Hühner- und Kalbsleber

Depression

Eine steigende Zahl von Menschen leidet an Depressionen. Wir leben immer erfolgsorientierter – viele Depressionen haben ihren Ursprung im Berufsleben, andere wiederum in einem angespannten Familienleben oder in einer stressigen sozialen Umwelt. Hinzu kommt die zunehmende Vereinsamung vieler Menschen, gerade in den großen Wohnsilos. Auch schwere Schicksalsschläge können Depressionen erzeugen, vor allem der Verlust geliebter Menschen.

Kaum bekannt und nur selten diagnostiziert ist die Möglichkeit, dass Vitamin-B6-Mangel Depressionen auslöst. Alle Depressionen sollten ärztlich behandelt werden. Unterstützend kann bei durch Mangel bedingter Depression eine Umstellung der Ernährung hilfreich sein.

Nahrungsmittelempfehlung
- Hafer, Weizenkleie, Kürbiskerne, Bierhefe, Datteln, Sojabohnen
- Für Nicht-Vegetarier auch Hummer, Hühner- und Kalbsleber

Dermatitis siehe *Hautentzündungen*

Diarrhöe siehe *Durchfall*

Durchfall

In den meisten Fällen ist Durchfall, der Fachbegriff lautet *Diarrhöe*, keine eigenständige Krankheit, sondern die Folge von Ernährungsproblemen. Es kann sein, dass sich Nahrungsmittel im Verdauungstrakt nicht vertragen, wie etwa Sauerkraut und Vollmilch. Auch als Abwehrreaktion des Körpers gegen verdorbene Lebensmittel, leichte Gifte, Bakterien oder Viren ist Durchfall möglich. Vor allem Reisende in tropische Länder kennen die Problematik des nicht abgekochten Trinkwassers mit den darin enthaltenen Keimen und Schadstoffen. In Süd- und Mittelamerika nennt man den Durchfall scherzhaft »Montezumas Rache«. Aber auch in unseren Regionen gehört Durchfall als Symptom verschiedener Erkrankungen zum normalen Patientenalltag. Krankheiten wie Darmgrippe, Gastritis, Kolitis oder Nierenprobleme können ebenso Durchfall auslösen wie Stress.

In den meisten Fällen ist Durchfall harmlos und dient dem Körper nur zur Reinigung des Darms. Nach zwei bis drei Tagen wird der Stuhl wieder normal und alles ist vergessen. Hält der Durchfall aber länger an, etwa über mehrere Wochen, kann es sich um eine Entzündung der Darmschleimhaut oder um ein Mangelproblem handeln, beispielsweise um Vitamin-B5-Mangel. Da beim raschen Ausscheiden des Kots in flüssiger Form auch viele Vitamine und Mineralstoffe ausgeleitet werden, ohne sich im Organismus entfalten zu können, ist der chronische Durchfall häufig Auslöser für weitere Mangelerkrankungen und sollte deshalb umgehend behandelt werden. Wichtig ist es außerdem, möglichst viel zu trinken, da der Wasserverlust sehr groß ist.

Nahrungsmittelempfehlung

- Butter, Hammel/Lamm-, Kalbs-, Rinder- und Schweineleber, Kalbsniere, Hühnerleber, Hühnerei, Forelle, Hummer
- Für Vegetarier: Bäckerhefe, Bierhefe, Roggenflocken, Weizenkleie, Weizenkorn

Englische Krankheit siehe *Knochenerweichung*

Erbrechen

Im medizinischen Sinn ist Erbrechen keine Krankheit, es ist aber höchst unangenehm für den Betroffenen. Ein Erbrechen kann verschiedene Gründe haben: Durch zu große Nahrungsaufnahme, aber auch bei leicht verdorbenen Lebensmitteln sowie aus psychischen Gründen kann es zu einem Übelkeitsgefühl, gefolgt von Erbrechen, kommen. Psychische Auslöser können Nervosität, Prüfungsangst, Seekrankheit oder Flugangst sein. Erbrechen gilt auch als Symptom für einen Vitamin-B5-Mangel. In unserer zivilisierten Welt bedroht dieser Mangel aber nur noch starke Alkoholiker.

Nahrungsmittelempfehlung

- Butter, Hammel/Lamm-, Kalbs-, Rinder- und Schweineleber, Kalbsniere, Hühnerleber, Hühnerei, Forelle, Hummer
- Für Vegetarier: Bäckerhefe, Bierhefe, Roggenflocken, Weizenkleie, Weizenkorn

Fingernagelprobleme

Zahlreiche Frauen klagen über spröde und brüchige Fingernägel. Das ist nicht nur unpraktisch, weil man oft an der Kleidung hängen bleibt, sondern sieht auch noch hässlich aus. Ständiges Feilen und teure Nagellacks lösen das Problem meist nur für kurze Zeit. Untersuchungen in Großbritannien haben vor einigen Jahren ergeben, dass Eisenmangel hier die Ursache sein kann. Bei ausgewählten Testpersonen stellte sich bereits nach wenigen Wochen eine deutliche Festigung der Fingernägel ein, als man ihnen täglich zusätzlich dosiert Eisen verabreichte.

Fingernägel können aber auch aus anderen Gründen unschön aussehen. Da sind zum Beispiel die weißen Flecken, die plötzlich auftauchen und nur langsam wieder auswachsen. Früher sprach der Volksmund von Kalkmangel im Körper. Inzwischen weiß man aber, dass es sich um Zinkmangel handelt, der diese hellen Verfärbungen auslöst.

Für eine Gelbfärbung der Fingernägel ist bei Rauchern meist der Tabakqualm verantwortlich und betrifft nur die Hand, in der sie die brennende Zigarette halten. Aber auch Nichtraucher können gelbe Fingernägel bekommen. Das kann ein Hinweis auf einen Vitamin E-Mangel sein.

Mit der richtigen Nahrungsauswahl kann man diesen Problemen vorbeugen und sie sogar beseitigen, wenn sie bereits aufgetreten sind.

Nahrungsmittelempfehlung

- Hasel-, Para- und Walnüsse, Kürbis- und Pistazienkerne, Roggenflocken, Weizenkleie, Bierhefe, Sojabohnen, Linsen, Kakaopulver, Olivenöl
- Für Nicht-Vegetarier auch Austern, Hühner- und Kalbsleber, Hühnereigelb

Fruchtbarkeitsstörungen

Bisher nur in der Theorie diskutiert und in Tierversuchen nachgewiesen wurden Fruchtbarkeitsstörungen als Folge von Vitamin-E-Mangel. In der Volksmedizin wird die Zufuhr von Vitamin E bei Männern als die Potenz steigernd und bei Frauen als Mittel zur Erhöhung der Fruchtbarkeit betrachtet. Einige wissenschaftliche Studien scheinen das zu bestätigen. In neuen Untersuchungen wurde allerdings ebenfalls entdeckt, dass eine zu hohe Zugabe von Vitamin E das Krebsrisiko erhöhen kann.

Nahrungsmittelempfehlung

- Distel-, Oliven-, Sesam-, Soja- und Sonnenblumenöl, Hasel- und Paranüsse, Kürbis- und Pistazienkerne, Weizenkeime, grüne Bohnen, Margarine

Gedächtnisschwäche

Mit zunehmendem Alter lässt bei vielen Menschen das Gedächtnis nach. Die Gründe hierfür liegen nicht zwangsläufig in Krankheiten, sondern sind häufig die Folgen einer nachlassenden Informationsübertragung zwischen den einzelnen Zellen. Die Durchblutung des Körpers verschlechtert sich, und das betrifft auch die feinen Blutgefäße des Gehirns.

Doch Gedächtnisschwäche muss nicht immer nur altersbedingt sein. Neue Studien in China und Malaysia haben ergeben, dass mehr als siebzig Prozent der untersuchten Menschen verschiedener Altersgruppen, die an Gedächtnis- und Konzentrationsschwächen litten, einen Defizit an Vitamin B12 aufwiesen. Inzwischen vermuten einige Wissenschaftler, dass auch der direkte Zusammenhang zwischen den Vitaminen B12 und B9 (Folsäure) eine Rolle spielen kann. Wie bereits angesprochen, ist B12 für die Aktivierung von Folsäure wichtig.

Nahrungsmittelempfehlung
- Hühner-, Hammel/Lamm-, Kalbs-, Rinder- und Schweineleber, Steckmuscheln, Austern, Hering, Bückling, Makrele
- Für Vegetarier: Feldsalat

Hautausschlag siehe ***Hautentzündungen***

Hautentzündungen

Dies ist der im Volksmund verwendete Oberbegriff für eine Vielzahl von entzündlichen Prozessen der Haut. Meist handelt es sich um Entzündungen der oberen Hautschicht. Sie reichen vom wunden Babypopo bis zu Schuppenflechte oder Krätze. Der Fachmann nennt diese Krankheitszustände *Dermatitis*.

Die unterschiedlichen Formen der Hautentzündungen zeigen zwar verschiedene Krankheitsbilder, haben aber meist einen gemeinsamen negativen Effekt: Die entzündeten Stellen der Haut röten sich, schwellen an und beginnen zu jucken. Der Juckreiz nimmt ständig zu – und viele Menschen, vor allem kleine Kinder, geben dem Reiz nach und beginnen heftig zu kratzen. Dadurch aber verstärkt sich der Juckreiz, man kratzt sich immer öfter und heftiger, bis offene Wunden entstehen. Das verzögert den Heilungsprozess beträchtlich und kann weitere Infektionen hervorrufen.

In mehreren europäischen und US-amerikanischen Studien

wurden die Zusammenhänge zwischen Vitaminmangel und Hautproblemen untersucht. Die Wissenschaftler fanden heraus, dass vor allem die Vitamine B2 und E, aber auch B5 und B6 eine entscheidende Rolle spielen können. Wie wir inzwischen wissen, ist Vitamin B2 (Thiamin) für die Gesunderhaltung der Haut mit verantwortlich. Vitamin E (Tocopherol) schützt ungesättigte Fettsäuren, Vitamin A bewahrt vor der Schädigung durch Sauerstoff und ist wichtig für die Durchblutung der Gefäße. Wenn es bei diesen Vitaminen zu größeren Mangelproblemen kommt, sind Hautausschläge die Folge.

Nahrungsmittelempfehlung
- Kalbsniere, Kalbs-, Schweine-, Rinder-, Hammel/Lammleber
- Für Vegetarier: Hasel- und Paranüsse, Kürbis-, Sonnenblumen- und Pistazienkerne, Weizenkeime, Bäckerhefe, Margarine

Hirnschäden

Im Rahmen der bereits zum Krankheitsbild *Gedächtnisschwäche* angesprochenen asiatischen Studienergebnisse wurde auch ein direkter Zusammenhang zwischen vorher medizinisch nicht erklärbaren Gehirnschäden und dem Mangel an Vitamin B12 entdeckt. Bisher hat man noch keine direkten Mechanismen identifiziert, die zu den negativen Auswirkungen dieses Mangels führen. Die Forschungen werden wohl erst in einigen Jahren umsetzbare Ergebnisse vorweisen, doch kann Vorbeugen nie verkehrt sein.

Nahrungsmittelempfehlung

- Hühner-, Hammel/Lamm-, Kalbs-, Rinder- und Schweineleber, Steckmuscheln, Austern, Hering, Bückling, Makrele
- Für Vegetarier: Feldsalat

Hornhauttrübung

Die Hornhaut formt eine Kuppel vor der Regenbogenhaut und der Pupille, durch die das Licht ins Auge fällt. Trübt sich die Hornhaut als Folge einer Krankheit oder Verletzung, wird das normale Sehen eingetrübt, was zur völligen Erblindung führen kann. Die moderne Medizin hat inzwischen ein Verfahren entwickelt, bei dem man die unbeschädigte Hornhaut eines Toten verpflanzen kann. Für diese so genannte Hornhauttransplantation stehen aber weitaus weniger Spender zur Verfügung, als benötigt werden.

Wegen einer besonders hohen Konzentration von Vitamin B2 im Auge wird ein Einfluss dieses Vitamins auf die Hornhaut angenommen, so dass ein Mangel zu Schädigungen führen kann.

Nahrungsmittelempfehlung

- Hasel-, Para- und Walnüsse, Kürbis- und Pistazienkerne, Roggenflocken, Weizenkleie, Bierhefe, Sojabohnen, Linsen, Kakaopulver, Olivenöl
- Für Nicht-Vegetarier auch Austern, Hühner- und Kalbsleber, Hühnereigelb

Hypotonie siehe **Blutdruck, niedriger**

Infektanfälligkeit

Es gibt immer mehr Menschen, die häufiger erkranken als andere. In jedem Winter leiden sie mit Sicherheit an Erkältungserkrankungen, meist mehrmals hintereinander. Jeder Grippevirus findet sie und kleinere Infektionen weiten sich bei ihnen zu größeren Krankheiten aus. Als Auslöser für diese erhöhte Infektanfälligkeit gelten ein geschwächtes Immunsystem sowie ein Mangel an bestimmten Vitaminen und Spurenelementen. Vor allem die Vitamine B6 und C werden in der Fachliteratur erwähnt. Dass Vitamin C (Ascorbinsäure) als bestes Mittel gegen alle Formen von Erkältungserkrankungen gilt, ist allgemein bekannt. So wird als Vorbeugung und zur Stärkung des Immunsystems meist eine Nahrungsergänzung mit Ascorbinsäure oder viel Obst und Gemüse empfohlen. Doch so einfach funktioniert der menschliche Organismus leider nicht. Fehlt Vitamin B6, bleibt meist auch die Infektanfälligkeit bestehen.

Nahrungsmittelempfehlung
- Hagebutte, Hafer, Weizenkleie, Kürbiskerne, Bierhefe, Datteln, Sojabohnen
- Für Nicht-Vegetarier auch Hummer, Hühner- und Kalbsleber

Karies

Karies ist die allgemein verwendete Kurzform für Zahnkaries, eine Erkrankung der Zähne durch mikrobielle Zerstörung der Zahnsubstanz. Die Schädigungen setzen sich ohne Behandlung so weit fort, bis der befallene Zahn ausfällt. Die Gründe für Karies sind recht einfach zu benennen: Süßigkeiten, stark zuckerhaltige Nahrung und schlechte bis komplett fehlende Zahnhygiene. Es gibt aber auch Fälle, bei denen die Auslöser für die Erkrankung nicht so leicht zu identifizieren sind. Hierbei handelt es sich um Mangelprobleme im Bereich der Mineralstoffe. Vor allem bei niedrigen Calcium-, Magnesium- und Fluorwerten kann es rasch zu Karies kommen. In diesen Fällen genügt es nicht, eine Zahnbehandlung durchzuführen. Eine Umstellung der Ernährung oder eine zusätzliche Zufuhr der fehlenden Mineralstoffe sollte parallel erfolgen.

Nahrungsmittelempfehlung

- Buchweizen, Erd-, Hasel- und Walnüsse, Kürbiskerne, Kleieflocken, Grünkohl, Hagebutte, weiße Bohnen, getrocknete Feigen
- Für Nicht-Vegetarier: Bückling, Garnele, Hummer, Miesmuschel, Edamer, Emmentaler

Knochenerweichung

Knochenerweichung, Fachbegriff *Osteomalazie*, beim Erwachsenen oder Englische Krankheit, Fachausdruck *Rachitis*, beim Kind – all diese Namen bezeichnen dasselbe Gesundheitsproblem. Der Einbau von Mineralstoffen in die Knochengrundsubstanz ist gestört. Dadurch kann keine richtige Verkalkung erfolgen, der Knochen bleibt weich und verbiegt sich.

Als Hauptgrund für die Krankheit ist, neben dem Risiko der Vererblichkeit und Bewegungsmangel, vor allem der Mangel an Vitamin D erkannt worden. Dieses Risiko ist gerade bei Kleinkindern hoch, weil die Muttermilch nur wenig Vitamin D (Calciferol) enthält. Bei Studien in den USA wurden vor einigen Jahren Kinder im Alter von ein bis zwei Jahren untersucht. Hierbei stellte man fest, dass die Kinder von rein vegetarisch lebenden Müttern fast alle einen deutlich niedrigeren Calciferolwert hatten als ihre Altersgenossen, deren Mütter sich auch mit Fleisch ernährten. Eine in Deutschland im Jahr 2003 durchgeführte »Veganer-Studie« kam zu ähnlichen Ergebnissen. Diese wissenschaftlichen Ergebnisse zeigen deutlich, dass auch reine Vegetarier zu der Risikogruppe der durch Knochenerweichung gefährdeten Menschen gehören. Der Grund hierfür ist recht einfach: Vitamin D ist in größeren Mengen nur in Fisch und Hühnereiern enthalten, in kleineren auch in einigen Fleischwaren und Haferflocken. Deshalb bieten sich in diesem speziellen Fall für Vegetarier gezielte Nahrungsergänzungen an. Vitamin D wird heute bereits der Nahrung für Kleinkinder zugesetzt.

Nahrungsmittelempfehlung
- Aal, Bismarckhering, Bückling, Flussaal, Hering, Lachs, Ölsardinen, Hühnereigelb
- Für Vegetarier: Hafer, Haferflocken

Knochenschwund siehe ***Osteoporose***

Kolik siehe ***Krämpfe***

Kopfschmerzen

Kopfschmerzen treten meist als Begleitsymptome anderer Erkrankungen auf. Aber auch Migräne, psychische Belastungen, Stress und Überanstrengungen der Augen können Kopfschmerzen auslösen, deren Stärke von einem leichten Druck bis hin zu fast unerträglichen Schmerzen reichen kann. Inzwischen hat sich auch herausgestellt, dass ein großer Magnesiummangel diese Schmerzen in einigen wenigen Fällen erzeugen kann.

Die Pharmawerbung behauptet, dass die Tablette X oder das Medikament Y die Schmerzen rasch verfliegen lassen. Das ist zwar häufig so, aber wenn der genaue Auslöser für Kopfschmerzen weder lokalisiert noch beseitigt ist, werden sich die unangenehmen Schmerzzustände immer wieder einstellen. Bei durch Mangel bedingten Kopfschmerzen kann eine Umstellung auf eine an Magnesium reiche Kost bereits eine Besserung bringen.

Nahrungsmittelempfehlung

- Hasel-, Para- und Walnüsse, Kürbis- und Pistazienkerne, Roggenflocken, Weizenkleie, Bierhefe, Sojabohnen, Linsen, Kakaopulver, Olivenöl
- Für Nicht-Vegetarier auch Austern, Hühner- und Kalbsleber, Hühnereigelb

Krämpfe

Nahezu alle Stellen des menschlichen Körpers können von Krämpfen oder Koliken befallen werden. Nieren, Magen oder Muskeln können sich ohne Vorwarnungen ruckartig und äußerst schmerzhaft in unterschiedlichen Intervallen zusammenziehen. Die Gründe sind vielseitig. Bei Muskelkrämpfen ist häufig eine durch Anstrengung bedingte Übersäuerung des Gewebes der Auslöser. Wer sich ein wenig für Sport interessiert und die Tour de France im Fernsehen angeschaut hat, kennt sicher den berühmten Begriff »Hunger-Ast«. Auch sind Wadenkrämpfe bei anstrengenden Fußballspielen keine Seltenheit.

Häufig wird – neben Magnesiummangel – ein Calciummangel im Zusammenhang mit dieser Art von Krämpfen erwähnt. Die wissenschaftliche Forschung hat aber herausgefunden, dass solche Probleme durch eine reine Zugabe von Calcium nur selten zu lösen sind. Meist fehlen zusätzlich die Vitamine B5 und D. Damit Calcium überhaupt vom Körper aufgenommen werden kann, muss dieser ausreichend mit Vitamin D versorgt werden. In der Sportmedizin wurden für solche unangenehmen Zustände spezielle Vitamin- und Mineralstoff-Drinks gemixt. Wer aber nicht gerade als Profisportler von einem eigenen Arzt betreut wird, kann diesen Problemen auch mit der richtigen Lebensmittelauswahl entgegenwirken.

Nahrungsmittelempfehlung

– Edamer, Gouda, Ölsardinen, Thunfisch, Kuhmilch, Hühnereigelb, Speisequark
– Für Vegetarier: Buchweizen, Grünkohl

Kropf

Die häufigste Ursache für die Bildung eines Kropfes, der Fachbegriff lautet *Struma*, ist Jodmangel als Folge falscher Ernährung. Vor allem in den südlichen Regionen unseres Landes, aber auch in Österreich und der Schweiz, war noch vor rund fünfzig Jahren der Kropf bei älteren Menschen eine normale Erscheinung. Er entsteht durch eine Vergrößerung der Schilddrüse, wobei medizinisch zwei Formen unterschieden werden. Vereinfacht ausgedrückt bezeichnet *Struma diffusa* eine Form, bei der die gesamte Schilddrüse vergrößert ist, während *Struma nodosa* für mehrere tastbare und auch sichtbare Knoten steht. In wenigen Fällen kann ein Kropfwachstum auch andere Ursachen haben, etwa eine sehr selten vorkommende Schilddrüsenhormonsynthese-Störung oder eine medizinische Behandlung mit Stoffen, die die Kropfbildung fördern.

Ein Kropf ist zwar unangenehm und sieht nicht besonders schön aus, verursacht aber kaum Beschwerden. Beim Betroffenen kann sich an den entsprechenden Halsstellen ein Engegefühl bemerkbar machen, es kann zu Schluckbeschwerden und leichter Atemnot kommen.

Nahrungsmittelempfehlung

- Bismarckhering, Bückling, Austern, Garnelen, Hummer, Kabeljau, Makrele, Miesmuscheln, Ölsardine, Schellfisch, Seelachs, Steckmuscheln
- Für Vegetarier: Broccoli, Möhren, Weizenkleie

Lichtscheue

Vitamin A ist ein Bestandteil des Sehpurpurs im Auge. Es reguliert sowohl das Farbensehen als auch das Erkennen von Hell-Dunkel-Unterschieden. Inzwischen geht man auch davon aus, dass ein Vitamin-A-Mangel für Probleme wie Lichtscheue oder Lichtempfindlichkeit mitverantwortlich sein kann. Wer aus den unterschiedlichsten Gründen unter einem Vitamin-A-Defizit leidet, kann dieses rasch durch die richtige Lebensmittelauswahl ausgleichen.

Nahrungsmittelempfehlung

- Schweine-, Rinder- und Kalbsleber, Hammel/Lamm-Leber, Hühnerleber, Hühnereigelb
- Für Vegetarier: Grünkohl, Hagebutte, Möhren, Petersilie, Pfifferlinge, Wirsing

Magen-Darm-Beschwerden siehe ***Darmbeschwerden***

Müdigkeit

Hinter diesem recht generell verwendeten Begriff verbergen sich medizinisch betrachtet so allgemeine Gefühle wie Abgeschlagenheit, Tagesmüdigkeit, Mattigkeit und Lustlosigkeit. Meist werden wir in den grauen Herbst- und Wintermonaten von diesem Gefühl erfasst, dann spricht man von einer *Winterdepression*. In diesem Fall fehlen meist nur ein paar Sonnentage, um das Problem wieder zu vertreiben. Bei anhaltender Müdigkeit sollte unbedingt ein Therapeut aufgesucht werden, um den oder die Auslöser zu lokalisieren. Neben Stress, Depressionen oder seelischen Problemen können auch Krankheiten oder Mangelzustände das Problem verursachen. Vor allem ein Mangel an den Vitaminen B6 und C sowie Mineralstoffmangel sind inzwischen als häufige Auslöser erkannt worden. Bei den Mineralstoffen wird vor allem Kalium erwähnt. Eine ausreichende Versorgung mit den nötigen Vitaminen und Mineralstoffen ist relativ einfach, da sie vor allem in Obst und Gemüse, aber auch in Nüssen oder Bierhefe in ausreichenden Konzentrationen vorhanden sind. Somit ist auch eine ganzjährige, von den Jahreszeiten unabhängige Versorgung möglich.

Nahrungsmittelempfehlung

- Ananas, Apfel, Apfelsine, Avocado, Grapefruit, Johannisbeeren, Zitrone, Pflaume, Broccoli, Bohnen, Feldsalat, Grünkohl, Kichererbsen, Meerrettich, Petersilie, Rotkohl, Sauerkraut, Spinat, Weißkohl, Wirsing, Zwiebel, Hagebutte, Haferflocken, Pistazienkerne, Walnüsse, Bierhefe

Muskelkrämpfe siehe ***Krämpfe***

Muskelschwäche

Wie wir bereits wissen, ist Kalium für die Übertragung von Nervenimpulsen, die Aktivierung von Enzymen sowie die Muskelkontraktion und den Aufbau von Eiweiß und Glykogen unverzichtbar. Ein anhaltender Mangelzustand kann zu Muskelschwäche führen, vor allem, wenn zudem zu wenig Vitamin D vorhanden ist. Wenn man seinen Lebensunterhalt nicht gerade als Profisportler verdient, ist eine natürliche Zufuhr von Vitamin D über eine Nahrungsmittelumstellung einer Zugabe von Nahrungsergänzungen stets vorzuziehen.

Nahrungsmittelempfehlung

- Aal, Bückling, Flunder, Hering, Lachs, Ölsardinen, Steckmuscheln, Trockenmilch
- Für Vegetarier: Hafer, Haferflocken, Steinpilze

Nachtblindheit

Wie bereits erwähnt, ist Vitamin A ein Bestandteil des Sehpurpurs im Auge. Studien haben vor einigen Jahren ergeben, dass ein Mangel auch für das plötzliche Auftreten der Nachtblindheit verantwortlich gemacht werden kann.

Nahrungsmittelempfehlung

- Schweine-, Rinder- und Kalbsleber, Hammel/Lammleber, Hühnerleber, Hühnereigelb
- Für Vegetarier: Grünkohl, Hagebutte, Möhren, Petersilie, Pfifferlinge, Wirsing

Nervenstörungen

Nervenstörungen können die unterschiedlichsten Gründe haben, die sowohl im physischen als auch im psychischen Bereich zu finden sind. Inzwischen haben wissenschaftliche Untersuchungen ergeben, dass auch ein Mangel an Vitamin B12 bestimmte Nervenstörungen hervorrufen kann. Der Grund hierfür liegt in einigen wichtigen Funktionen, die Vitamin B12 im Körper hat. Es ist wichtig für die Aktivierung von Folsäure (Vitamin B9) und bei der Verwertung von Aminosäuren und Zucker. Da Vitamin B12 vor allem in tierischen Produkten enthalten ist, kann es sowohl bei rein vegetarischer Ernährung als auch bei Erkrankungen oder bei einer schlechten Calciumversorgung zu Mangelerscheinungen kommen, die auch Nervenstörungen hervorrufen können.

Nahrungsmittelempfehlung

- Hühner-, Hammel/Lamm-, Kalbs-, Rinder- und Schweineleber, Steckmuscheln, Austern, Hering, Bückling, Makrele
- Für Vegetarier: Feldsalat

Nervosität

In der heutigen Zeit mehren sich psychische Erkrankungen, zu denen auch die Nervosität zählt. Die Erkrankung drückt sich meist in starker körperlicher und psychischer Unruhe aus, zu der sich alle möglichen Krankheitssymptome gesellen können. Häufig kommen Schlaflosigkeit, Kopfschmerzen, Reizbarkeit sowie Angstzustände und Selbstzweifel hinzu. Auch durch Erkrankungen des vegetativen Nervensystems, vor allem wenn es überreizt wird, kann es zu vorübergehenden oder länger anhaltenden nervösen Störungen im ganzen Körper (allgemeine Nervosität) und im Bereich eines bestimmten Organs (nervöser Magen, Reizkolon) kommen.

Wenn Nervosität länger anhält oder aus unerklärlichen Gründen auftritt, kann in seltenen Fällen ein Magnesiummangel der Auslöser sein. Grundsätzlich sollte ein Therapeut aufgesucht werden, um die Gründe für das Auftreten der nervösen Zustände zu diagnostizieren. Dann kann auch eine gezielte Therapie einsetzen. Wird Magnesiummangel diagnostiziert, hilft oft eine leichte Umstellung der Ernährung.

Nahrungsmittelempfehlung

- Hasel-, Para- und Walnüsse, Kürbis- und Pistazienkerne, Roggenflocken, Weizenkleie, Bierhefe, Sojabohnen, Linsen, Kakaopulver, Olivenöl
- Für Nicht-Vegetarier auch Austern, Hühner- und Kalbsleber, Hühnereigelb

Neuralgie

Mit dem Begriff Neuralgien bezeichnet man Schmerzen im Versorgungsgebiet bestimmter Nerven. Die am häufigsten betroffenen Körperstellen sind der Gesichtsbereich und die Ischiasregion. Die Krankheitsauslöser sind vielfältiger Natur. Sowohl Entzündungen als auch Geschwülste, Reizgifte, Vergiftungen, Stress und seelische Belastungen können die Ursache sein. Es liegt aber immer eine Belastung oder auch eine Reizung des betroffenen Nervs vor. Neuralgien machen sich durch heftig stechende oder bohrende Schmerzen von kurzer Dauer bemerkbar, die meist mehrmals täglich in Anfällen auftreten.

Da Natrium im Zusammenspiel und Wechsel mit Calcium

mit für die Übertragung von Nervenimpulsen verantwortlich ist, kann ein starker Natriummangel Neuralgien hervorrufen oder fördern.

Nahrungsmittelempfehlung

- Kochsalz, alle Käsesorten, Hühnereiweiß, Kalbs- und Rinderniere, Lammherz, Schweineleberpastete, Bismarckhering, Bückling, Flunder, Ölsardine, Makrele, Miesmuscheln, Garnele, Thunfisch, Lachs, Kaviar, Hummer
- Für Vegetarier: Graham-, Roggen- und Knäckebrot, Weizenbrotsorten, Kürbiskerne, Mohn- und Leinsamen, Bäcker- und Bierhefe, Champignons, Erbsen

Ödeme

Als Ödeme werden Flüssigkeitsansammlungen im Gewebe bezeichnet. Durch den Austritt von Flüssigkeit aus den Gefäßsystemen entstehen solche Ansammlungen in Körpergeweben und Körperhöhlen, die sich dann als Schwellungen bemerkbar machen. Sie sind im eigentlichen Sinne weder gerötet noch schmerzend, werden aber von entzündlichen Prozessen begleitet. In der Fachliteratur wird beschrieben, dass ein Kupfermangel diese Prozesse anregen und beschleunigen kann.

Nahrungsmittelempfehlung

- Hammel/Lamm-, Kalbs-, Rinder- und Schweineleber, Garnele, Miesmuscheln, Appenzeller, Emmentaler
- Cashew-, Hasel- und Paranüsse, Kokosraspel, Kürbiskerne, Weizenkeime, Weizenkleie, Hagebutte, Pfifferlinge, Sojabohnen, Kakaopulver

Osteomalazie siehe *Knochenerweichung*

Osteoporose

Als Osteoporose wird eine erst vor wenigen Jahren an der berühmten Charité in Berlin entdeckte Krankheit bezeichnet, die zu einem Verlust an Knochensubstanz führt. Inzwischen weiß man, dass nahezu ein Viertel aller Menschen davon betroffen ist. Bei der genaueren Untersuchung des Krankheitsbildes stellten die Wissenschaftler fest, dass weitaus mehr Frauen als Männer daran leiden. Hierbei halfen auch die Beobachtungen zahlreicher Frauenärzte, die einen Verlust an Knochenmasse vor allem bei Frauen in den Wechseljahren beobachten konnten. Im Rahmen groß angelegter Studien stellte sich bis heute heraus, dass bis zum 80. Lebensjahr alle Frauen davon betroffen sind, wobei der Verlust an Knochenmasse zwischen dem 60. und 70. Lebensjahr am größten ist. Für Deutschland schätzt man, dass fast 10 Millionen Frauen und 200 000 Männer befallen sind. Als Hauptgrund wurde eine spezielle Fehlfunktion bei der ständigen Erneuerung unserer Knochenmasse ausgemacht. Ging man früher davon aus, dass die Knochenmasse ein fester Stoff ist, der nach seiner Erschaffung permanent gleich bleibt, weiß man heute, dass ein ständiger Auf- und Abbau der Knochenmasse stattfindet. Dieser Vorgang wird durch so genannte Knochenbildungs- und Knochenfresszellen bewerkstelligt. Bei der Osteoporose fehlen bestimmte Bestandteile, es werden mehr Zellen ab- als aufgebaut. Zwar ist die Krankheit nicht lebensbedrohend, wirkt sich aber sehr einschränkend auf die Lebensqualität der Betroffenen aus.

Als besondere Risikofaktoren wurden Mangelzustände erkannt, besonders Calciummangel. Durch neue Studien im Jahr

2005 wurde aber belegt, dass Osteoporose bei Frauen und ein Mangel an Vitamin D ebenfalls in einem direkten Zusammenhang stehen. Die auch heute noch weit verbreitete These, dass man Vitamin D auch durch Sonnenlicht aufnehmen könne, wurde im Rahmen dieser Studien ebenfalls widerlegt. So wiesen Frauen aus dem Sonnenstaat Kalifornien in gleichem Maß eine Unterversorgung auf wie Frauen aus anderen, regenreicheren Staaten, die kaum an die Sonne kamen. Bei der Grundversorgung mit Vitamin D sollte also hauptsächlich auf eine Zufuhr über die Nahrung geachtet werden.

Nahrungsmittelempfehlung
- Aal, Bismarckhering, Bückling, Flussaal, Hering, Lachs, Ölsardinen, Hühnereigelb
- Für Vegetarier: Hafer, Haferflocken

Parodontose

Diese entzündliche Zahnfleischerkrankung hat in den vergangenen zwei Jahrzehnten bedenklich zugenommen. Sie führt zur Lockerung des Zahnhalteapparats, bis die Zähne wackeln und letztendlich ausfallen. Der Hauptgrund für Parodontose ist unsachgemäße oder fehlende Zahnpflege. Beläge aus Speiseresten und Bakterien bilden zunächst Plaque, danach Zahnstein, der den Zahnschmelz entkalkt und zerstört.

Studien in den USA und einigen europäischen Ländern haben aber auch gezeigt, dass viele der Betroffenen einen niedrigen Phosphorspiegel hatten. Da der Mineralstoff Phosphor am Aufbau von Knochen und Zähnen beteiligt ist, liegt es nahe, dass ein akuter Mangel auch zu Parodontose führen kann.

Nahrungsmittelempfehlung

- Buchweizen, Erdnüsse, Haferflocken, Kleieflocken, Kürbiskerne, Leinsamen, Mohnsamen, Paranüsse, Pistazienkerne, Sonnenblumenkerne, Weizenkeime, Weizenkleie, Bäckerhefe, Bierhefe, Kakaopulver
- Für Nicht-Veganer auch Appenzeller, Edamer, Emmentaler, Parmesan, Tilsiter, Trockenmilch, Hühnereigelb

Pellagra

Pellagra ist der Fachbegriff für eine besonders raue Haut, zu der sich auch noch Symptome wie Appetitlosigkeit, Durchfall und Depressionen gesellen können. Auslöser ist ein Niacinmangel (Vitamin-B3-Mangel). Vor allem bei eiweißarmer Ernährung, die hauptsächlich aus Maisprodukten besteht, tritt dieses Krankheitsbild häufig auf. Mais enthält kaum Niacin. In Mitteleuropa tritt Pellagra häufig bei strengen Diäten oder völlig einseitiger Ernährung auf.

Nahrungsmittelempfehlung

- Hammel/Lamm-, Kalbs-, Rinder-, Schweineleber, Kalbsfilet, -niere und -kotelett, Rinderherz, Hase, Hühnerleber, Brathuhn, Gans, Lachs, Makrele, Ölsardine, Thunfisch
- Für Vegetarier: Bäckerhefe, Grahambrot, Weizenvollkorn, -kleie, -keime und -brot, Kürbiskerne, Naturreis, Gerste, Grünkohl, Linsen, Bohnen

Rachitis siehe *Knochenerweichung*

Schilddrüsenunterfunktion

Bei einer Schilddrüsenunterfunktion kann es sich sowohl um eine erblich erworbene als auch um eine Folgeerkrankung von Operationen, Strahlenschäden oder Medikamentenunverträglichkeit handeln. Als Auslöser wurde aber auch ein Mangel an Jod und Selen erkannt. Als Folge der Erkrankung können sich niedriger Blutdruck, Körperschwäche, Konzentrationsmangel und Muskelschwäche einstellen. Die Haut beginnt trocken zu werden, die Nägel werden brüchig, Haare und Zähne fallen aus und das Gesicht schwillt an. Bei Männern können sich Potenzstörungen einstellen. Ein Fachtherapeut sollte unbedingt zu Rate gezogen werden. Bei leichteren Fällen kann bereits eine Umstellung bei der Nahrungsauswahl hilfreich sein.

Nahrungsmittelempfehlung

- Bismarckhering, Bückling, Austern, Garnelen, Hering, Hummer, Kabeljau, Makrele, Miesmuscheln, Ölsardine, Schellfisch, Seelachs, Steckmuscheln
- Für Vegetarier: Broccoli, Möhren, Weizenkleie

Schwangerschaft

Eigentlich ist dieser Eintrag in einer Auflistung von Krankheiten und Symptomen fehl am Platz: Selbstverständlich ist Schwangerschaft keine Krankheit, sondern der völlig natürliche Zustand einer Frau von der Empfängnis bis zur Geburt ihres Kindes. Während der Schwangerschaft können sich Mangelerscheinungen einstellen, die nicht immer sofort bemerkt werden. Der Grund für den Mehrbedarf an Vitaminen und Mineralstoffen ist leicht erklärbar. Das heranwachsende Baby benötigt diese über die Versorgung durch die Mutter zur eigenen Entwicklung, bei den Mineralstoffen sind das vor allem Eisen und Zink.

Der Bedarf an Eisen steigt bei Schwangeren, weil sich auch die Blutmenge erhöht, um das heranwachsende Kind über die Plazenta ausreichend mit Nährstoffen versorgen zu können. Zink ist am Aufbau der Erbsubstanz und beim Zellwachstum beteiligt, es muss daher ebenfalls in erhöhter Menge zur Verfügung stehen.

Unter den Vitaminen ist es vor allem Folsäure (Vitamin B 9), die vermehrt benötigt wird. Das Vitamin hilft beim Aufbau des embryonalen Nervensystems und beugt den so genannten *Neuralrohr-Defekten* vor. So werden bestimmte Fehlentwicklungen des Nervensystems bezeichnet. Die Folsäure kann ebenfalls vor einem offenen Rücken (*Spina bifida*) beim Kind schützen, vor Wasserkopfbildung (*Hydrozephalus*) und vor Fehlbildungen am Lippen-Kiefer-Gaumen-Segel, kurz LKGS-Fehlbildungen.

In zahlreichen Veröffentlichungen wird empfohlen, dass eine Schwangere den täglichen Folsäurebedarf auch über gezielte Zugaben in Form von Nahrungsergänzungen decken soll. Angegeben wird meist eine zusätzliche Tagesmenge von mindestens 0,4 mg reiner Folsäure, denn Folsäure ist sehr hitzeempfindlich und wird beim Kochen oder Garen meist zerstört. Allerdings: Folsäure-Ergänzungen sollten genau mit dem Arzt abgesprochen werden. Ist die Ergänzung in den ersten Monaten der Schwangerschaft sinnvoll und vermeidet Krankheiten von Mutter und Kind, erhöht sie nach jüngsten Studien der Universitäten Aberdeen und Bristol in der späten Schwangerschaft das Brustkrebsrisiko der Mutter.

Skorbut

Skorbut ist die weltweit bekannteste aller Mangelerkrankungen. Sie wird durch einen Vitamin-C-Mangel (Ascorbinsäuremangel) ausgelöst und war Jahrhunderte lang das Schreckgespenst aller Seefahrer auf großer Reise. Skorbutfälle sind in unserer modernen Welt eher selten.

Die Symptome treten meist erst nach einigen Wochen oder Monaten auf. Die Erkrankung beginnt mit Zahnfleischbluten und Zahnausfall. Der betroffene Mensch wird anfälliger gegen Infektionserkrankungen. Er fühlt sich zunehmend müder und schlapper, was zu Lustlosigkeit führt. Auch kleine Wunden heilen immer schlechter. Im fortgeschrittenen Zustand setzen Gelenkschmerzen und Entzündungen ein, es tritt hohes Fieber auf und ein rascher Muskelschwund macht sich bemerkbar. In der letzten Phase führt Skorbut zum Tod durch Herzschwäche.

In der Medizin geht man davon aus, dass eine Menge von 75 mg Vitamin C pro Tag ausreichend ist, um einer Skorbuterkrankung vorzubeugen.

Nahrungsmittelempfehlung

– Hagebutte, Johannisbeere, Zitrone, Apfelsine, Broccoli, Grünkohl, Kohlrabi, Meerrettich, Petersilie, Rotkohl, Spinat, Wirsing

Struma siehe ***Kropf***

Übelkeit

Für plötzlich auftretende Übelkeit werden oft zwei Faktoren verantwortlich gemacht: bei Männern eine Magenverstimmung, bei Frauen manchmal die unangenehmen Begleiterscheinungen einer Schwangerschaft. Nach neuen Erkenntnissen weiß man inzwischen aber, dass zu wenig Biotin (Vitamin H) und Magnesium ebenfalls zu Übelkeit führen können. Biotin ist wichtig für zahlreiche Stoffwechselreaktionen, in denen Fette, Proteine und Kohlenhydrate verarbeitet werden. Magnesium ist für den Stoffwechsel anderer Vitalstoffe wichtig. Hierzu zählen Calcium, Kalium, Natrium und Phosphor, aber auch Vitamin C.

Nahrungsmittelempfehlung
- Hühnerei, Hammel/Lamm-Leber, Rinderniere und -leber
- Für Vegetarier: Avocado, Naturreis, Weizenkleie

Verdauungsstörungen

Verdauungsstörungen können viele Gründe haben (siehe auch unter *Darmbeschwerden*). Neue Forschungen haben ergeben, dass Vitamin- und Mineralstoffmangel die Verdauung negativ beeinflussen können. Konkret diskutiert werden die Vitamine A und B9 sowie das Mengenelement Natrium.

Nahrungsmittelempfehlung
- Schweine-, Rinder- und Kalbsleber, Hammel/Lamm-Leber, Hühnerleber, Hühnereigelb
- Für Vegetarier: Grünkohl, Hagebutte, Möhren, Petersilie, Pfifferlinge, Wirsing

Verstopfung

Wie häufig muss man Stuhl lassen? Diese einfache Frage ist international nicht einheitlich zu beantworten. Die Empfehlungen reichen von »nach jeder Mahlzeit« bis »mindestens alle drei Tage«. Im Normalfall geht der Mitteleuropäer bei regelmäßiger Ernährung einmal am Tag auf die Toilette. Wenn sich allerdings mehrere Tage nichts rührt, kann es sich um eine Verstopfung handeln.

Gründe für diesen Zustand gibt es viele, sie reichen vom langem Sitzen über falsche Ernährung oder psychische Probleme bis hin zu einer Erkrankung. Heute weiß man, dass auch ein Kaliummangel zu Störungen der Darmflora und zu Muskelproblemen im Analbereich führen kann.

Nahrungsmittelempfehlung

- Avocado, Feigen, Bierhefe, geröstete Erdnüsse, Haselnüsse, Kürbiskerne, Pistazienkerne, Sonnenblumenkerne, Steinpilze, Trockenmilch, Walnüsse

Wachstumshemmung

Neben erblich bedingten Wachstumsproblemen wird im Bereich der wissenschaftlichen Forschung immer stärker über die Problematik von falscher oder Mangelernährung nachgedacht. Hierbei stellte sich heraus, dass vor allem Vitamin B2 (Riboflavin) eine große Rolle spielt: Es ist unerlässlich für den Fett-, Eiweiß- und Kohlenhydratstoffwechsel und wirkt sowohl bei der Fortpflanzung als auch beim Wachstum mit. Wegen einer besonders hohen Konzentration im Auge wird auch ein Einfluss auf die Sehfähigkeit vermutet. Bei so einer breit angelegten Wirkweise ist es nicht verwunderlich, wenn ein großer Vitamin-B2-Mangel zu negativen Entwicklungen führen kann.

Nahrungsmittelempfehlung

- Kalbsniere, Kalbs-, Schweine-, Rinder-, Hammel/Lamm-Leber
- Für Vegetarier: Hasel- und Paranüsse, Kürbis-, Sonnenblumen- und Pistazienkerne, Weizenkeime, Bäckerhefe, Margarine

Winterdepression siehe ***Müdigkeit***

Xerophthalmie siehe ***Bindehauterkrankung***

Zahnausfall, Zahnverfall

Wie bereits unter dem Stichwort *Skorbut* angesprochen, kann Zahnausfall zum Beispiel als Folge eines Vitamin-C-Mangels eintreten. Doch auch ein Mangel an Vitamin D (Calciferol) und dem Spurenelement Fluor kann sich negativ auf die Zähne auswirken. Vitamin D reguliert den Calcium- und Phosphathaushalt des Körpers und ist für die Härte von Knochen und Zähnen mitverantwortlich. Fluor erfüllt äußerst wichtige Funktionen bei der Festigung der Zähne und bei dem Erhalt des Zahnschmelzes.

Nahrungsmittelempfehlung

- Ananas, Banane, Grapefruit, Hagebutte, Johannisbeeren, Kirsche, Rosinen, Broccoli, Grünkohl, Petersilie, Pfifferlinge, Spargel, Spinat, Steinpilze

Zahnfäule siehe ***Karies***

Zahnfleischbluten

Wenn Zahnfleischbluten im Zusammenhang mit einer Mangelerkrankung erwähnt wird, so geschieht dies meist als eines der Symptome von Skorbut. Ein Vitamin-C-Mangel kann aber auch zu Zahnfleischbluten führen, ohne dass man gleich von Skorbut sprechen kann, sondern nur von einer erhöhten Empfindlichkeit im Bereich von Mund und Zahnfleisch. Bereits leichte Kratzer mit der Zahnbürste können dann zu anhaltenden Blutungen führen. In solchen Fällen hilft eine Ernährungsumstellung: Man sollte mehr Obst und Gemüse essen.

Nahrungsmittelempfehlung

- Hagebutte, Johannisbeeren, Zitrone, Apfelsine, Broccoli, Grünkohl, Kohlrabi, Meerrettich, Petersilie, Rotkohl, Spinat, Wirsing

Natürliche Mineralstoff- und Vitaminspender

In den folgenden Tabellen finden Sie die Nahrungsmittel, die sich als besonders reich an Mineralstoffen und Vitaminen erwiesen haben, nach Gruppen geordnet. Die Nahrungsmittel-Gruppen sind wie folgt zusammengestellt:

I	Korn, Mehl, Flocken, Samen, Nüsse
II	Backwaren, Teigwaren, Hefen
III	Obst, Obstwaren, Obstsäfte
IV	Gemüse, Hülsenfrüchte, Pilze
V	Milch, Milchprodukte, Käse
VI	Fisch, Meeresfrüchte
VII	Geflügel, Eier
VIII	Fleisch, Wild, Fleischwaren
IX	Fette, Öle, Sonstiges
X	Getränke

Innerhalb dieser Gruppen sind die jeweiligen Nahrungsmittel für eine vereinfachte Suche alphabetisch sortiert. Die aufgeführten Werte für die enthaltenen Stoffe beziehen sich in der ersten Spalte unter dem Namen eines Nahrungsmittels auf einen für alle vergleichbaren Wert bezogen auf 100 g, in der zweiten Spalte dann auf die in der Praxis verwendete Portion oder abgepackte Einkaufseinheit. Somit können Sie Lebensmittel nicht nur untereinander vergleichen, sondern auch noch einen gewünschten Tagesbedarf nach eigenem Geschmack zusammenstellen. Befindet sich in einer Spalte nur ein Strich und kein Zahlenwert, so ist der Anteil entweder nicht vorhanden, nicht eindeutig nachzuweisen oder so gering, dass er zu vernachlässigen ist. Für die Portionen wurden die in Kochbüchern allgemein verwendeten Abkürzungen benutzt, wie TL = Teelöffel, SCH = Scheibe oder EL = Esslöffel. VPE ist die Bezeichnung für eine übliche Verpackungseinheit, wie sie in jedem Supermarkt verwendet wird. Hierzu gehören zum Beispiel die verschlossenen Behältnisse, in denen Obst und Gemüse angeboten wird, meist 500 g oder 250 g. Wenn von Dose oder Glas die Rede ist, handelt es sich um die gängigen Angebote. Hierbei variieren oft die Größen und die Abtropfgewichte. Um genau zu ermitteln, wie viel Frucht oder Gemüse in einer Dose ist, hilft ein Blick auf das Etikett. Dort müssen Gesamt- und Abtropfgewicht vermerkt sein. NG ist die Abkürzung für »nach Gewicht« und bezieht sich auf Nahrungsmittel, die nach Gewicht eingekauft werden. Hierbei wurden die Werte für 100 g beibehalten.

Bei der Auswahl der nachfolgend aufgeführten Lebensmittel sind wir von der Alltagspraxis ausgegangen und haben uns die Angebote der bekannten Supermärkte als Vorlage genommen. Natürlich gibt es spezielle Lebensmittel, wie etwa die allseits für Vitamin C angegebene Acerola-Kirsche oder auch der Feigenkaktus und andere, deren Inhaltsstoffe für bestimmte Mangelprobleme die höchsten Vitamin- und Mineralstoffwerte ausweisen. Da es sich hierbei aber um Lebensmittel handelt, die nicht überall erhältlich sind, haben wir darauf verzichtet, sie besonders zu erwähnen.

Die im Tabellenteil angegebenen Werte basieren auf wissenschaftlichen Ausarbeitungen und Studienergebnissen sowie auf veröffentlichten Tabellenwerten. Da es sich hauptsächlich um Naturprodukte handelt, sind die angegebenen Werte nur als Richtwerte einzustufen, da ein tatsächlicher Wert auch von der jeweiligen Sorte, dem Typ, dem Anbaugebiet, Bodengehalt,

Anbau- und Zuchtform und zahlreichen anderen Faktoren abhängig ist.

Wenn Sie einen speziellen persönlichen Tagesbedarf zusammenstellen, sollten Sie aber unbedingt darauf achten, wie Sie die ausgewählten Nahrungsmittel zubereiten. Bei Garen, Kochen und Braten gehen teilweise große Mengen der Inhaltsstoffe verloren, ebenso bei falscher Lagerung. Tipps zu diesen und anderen Problemen im Umgang mit Lebensmitteln finden Sie im nächsten Kapitel.

I Korn, Mehl, Flocken, Samen, Nüsse

	Buchweizen Korn		Cashewnuss		Erdnuss, geröstet		Gerste, Korn		Graupen	
Vitamine	**100 g**	**1 EL**	**100 g**	**Dose**	**100 g**	**Dose**	**100 g**	**1 EL**	**100 g**	**1 EL**
A µg	–	–	10	20	10	20	0,01	–	–	
B1 mg	0,8	0,1	0,6	1,2	0,6	1,2	0,4	0,04	0,1	0,02
B2 mg	0,2	0,02	0,3	0,6	0,3	0,6	0,2	0,02	0,08	0,02
B3 mg	1,1	0,1	1,8	3,6	1,8	3,6	4,8	0,5	3,1	0,3
B5 mg	2,9	0,3	1,2	2,4	2,1	4,2	0,7	0,07	0,71	0,14
B6 mg	–	–	–	–	–	–	0,6	0,06	0,22	0,04
B9 µg	–	–	–	–	–	–	65	6,5	33	7
B12 µg	–	–	–	–	–	–	–	–	–	–
C mg	–	–	–	–	–	–	–	–	–	–
D µg	–	–	–	–	–	–	–	–	–	–
E mg	–	–	1	2	0,8	1,6	0,6	0,06	0,2	0,04
H µg	–	–	–	–	–	–	–		13	2,6
Mengenelemente	**100 g**	**1 EL**	**100 g**	**Dose**	**100 g**	**Dose**	**100 g**	**1 EL**	**100 g**	**1 EL**
Calcium mg	214	21	31	62	65	130	38	3,8	18	4
Eisen mg	9	1	2,8	5,6	2,3	4,6	2,8	0,3	2,8	0,6
Kalium mg	392	39	552	1104	775	1550	444	45	250	50
Magnesium mg	308	31	270	540	180	360	114	11	65	13
Natrium mg	2	0,2	15	30	5	10	18	2	5	1
Phosphor mg	582	58	375	750	410	820	342	34	205	41
Spurenelemente	**100 g**	**1 EL**	**100 g**	**Dose**	**100 g**	**Dose**	**100 g**	**1 EL**	**100 g**	**1 EL**
Chrom µg	9	0,9	–	–	–	–	13	1	8	2
Fluor µg	50	5	140	280	140	280	120	12	100	20
Jod µg	–	–	10	20	14	28	7	0,7	2	0,4
Kupfer µg	584	58	3700	7400	610	1220	419	42	380	76
Mangan µg	1500	150	840	1680	1240	2480	1650	165	1420	284
Selen µg	8	0,8	–	–	38	76	7	0,7	5	1
Zink µg	2700	270	2090	4180	3380	6760	2800	280	2600	520
Sonstiges	**100 g**	**1 EL**	**100 g**	**Dose**	**100 g**	**Dose**	**100 g**	**1 EL**	**100 g**	**1 EL**
kcal	370	37	569	1138	588	1196	315	32	338	68
kj	1546	155	2380	4760	2459	4918	1316	132	1415	283
Nicht geeignet für										
Diabetiker										
Vegetarier										
Allergiker	Weizenallergie		Nussallergie		Nussallergie					

	Hafer, Korn		Hafer-flocken		Haselnuss		Kleieflocken		Kokosraspel	
Vitamine	**100 g**	**1 EL**	**100 g**	**1 EL**	**100 g**	**Dose**	**100 g**	**1 EL**	**100 g**	**1 EL**
A µg	–	–	–	–	5	10	–	–	–	
B1 mg	0,7	0,1	0,7	0,1	0,4	0,8	1,2	0,1	0.04	–
B2 mg	0,17	0,02	0,15	0,02	0,2	0,4	0,25	0,02	0,6	0,06
B3 mg	2,4	0,24	1,0	0,1	1,4	2,8	0,01	–	–	–
B5 mg	0,71	0,07	1,1	0,1	1,2	2,4	0,01	–	0,2	0,02
B6 mg	0,96	0,1	0,94	0,1	0,31	0,6	0,15	0,02	–	–
B9 µg	33	3,3	87	9	71	142	33	3	30	3
B12 µg	–	–	–	–	–	–	–	–	–	
C mg	–	–	–	–	3	6	–	–	–	
D µg	50	5	63	6	–	–	–	–	–	
E mg	0,8	0,1	1,2	0,1	26,6	53,2	–	–	0,1	–
H µg	–	–	–	–	–	–	–	–	–	–
Mengenelemente	**100 g**	**1 EL**	**100 g**	**1 EL**	**100 g**	**Dose**	**100 g**	**1 EL**	**100 g**	**1 EL**
Calcium mg	80	8	51	5	225	450	100	10	22	2
Eisen mg	5,8	0,6	4,5	0,5	3,8	7,6	7,3	0,7	3,6	0,4
Kalium mg	355	36	335	34	630	1260	700	70	750	75
Magnesium mg	129	13	135	14	150	300	260	26	90	9
Natrium mg	8	0,8	5	0,5	2	4	6	0,6	28	3
Phosphor mg	342	34	440	44	330	660	811	81	160	16
Spurenelemente	**100 g**	**1 EL**	**100 g**	**1 EL**	**100 g**	**Dose**	**100 g**	**1 EL**	**100 g**	**1 EL**
Chrom µg	4	0,4	–	–	12	24	–	–	–	–
Fluor µg	95	10	75	78	17	34	87	9	–	–
Jod µg	8	0,8	5	0,5	2	4	6	0,6	1	0,1
Kupfer µg	422	42	530	53	1280	2560	488	49	6000	600
Mangan µg	3100	310	4540	454	5700	11400	3810	381	1310	131
Selen µg	7	0,7	10	1	5	10	8	0,8	810	81
Zink µg	3200	320	4060	406	1870	3740	3800	380	785	79
Sonstiges	**100 g**	**1 EL**	**100 g**	**1 EL**	**100 g**	**Dose**	**100 g**	**1 EL**	**100 g**	**1 EL**
kcal	337	34	352	35	647	1294	321	32	606	61
kj	1410	141	1472	147	2705	5410	1352	136	2536	254
Nicht geeignet für										
Diabetiker									ungeeignet	
Vegetarier										
Allergiker					Nussallergie					

	Kürbiskerne		Leinsamen, ungeschält		Mais		Mohnsamen		Naturreis	
Vitamine	**100 g**	**Beutel**	**100 g**	**1 EL**	**100 g**	**Dose**	**100 g**	**1 EL**	**100 g**	**1 EL**
A µg	38	76	–	–	185	37	–	–	–	–
B1 mg	0,22	0,44	0,17	0,02	0,36	0,72	0,86	1,72	0,41	0,08
B2 mg	0,32	0,64	0,16	0,02	0,20	0,40	0,17	0,02	0,09	0,01
B3 mg	7,8	15,6	1,4	0,1	1,5	0,3	1,0	0,2	5,2	1
B5 mg	–	–	–	–	0,65	0,13	–	–	1,70	0,34
B6 mg	0,9	1,8	–	–	0,40	0,08	0,44	0,09	0,28	0,06
B9 µg	–	–	–	–	26,0	5,2	–	–	16,0	3,2
B12 µg	–	–	–	–	–	–	–	–	–	–
C mg	0.01	0,01	–	–	–	–	–	–	–	–
D µg	–	–	–	–	–	–	–	–	–	–
E mg	4,0	8,0	–	–	2,0	0,4	4,0	0,8	0,7	0,1
H µg	–	–	–	–	6,0	1,2	–	–	12,0	2,4
Mengenelemente	**100 g**	**Beutel**	**100 g**	**1 EL**	**100 g**	**Dose**	**100 g**	**1 EL**	**100 g**	**1 EL**
Calcium mg	41	82	198	20	8	2	1460	292	16	3
Eisen mg	12,5	25	8,2	0,8	1,5	0,3	9,5	1,90	3,2	0,6
Kalium mg	814	1628	725	73	294	58	705	141	238	48
Magnesium mg	402	802	–	–	91	18	333	67	119	24
Natrium mg	18	36	60	6	6	1	21	4	10	2
Phosphor mg	830	1660	662	66	213	42	854	171	282	56
Spurenelemente	**100 g**	**Beutel**	**100 g**	**1 EL**	**100 g**	**Dose**	**100 g**	**1 EL**	**100 g**	**1 EL**
Chrom µg	–	–	–	–	9	1	–	–	3	0,6
Fluor µg	90	180	–	–	43	8	–	–	42	8
Jod µg	12	24	–	–	3	1	–	–	2	0,4
Kupfer µg	1480	2960	–	–	24	5	–	–	288	58
Mangan µg	100	200	–	–	415	83	–	–	2100	420
Selen µg	–	–	–	–	11	2	–	–	11	2
Zink µg	7030	14060	–	–	1700	340	–	–	1520	304
Sonstiges	**100 g**	**Beutel**	**100 g**	**1 EL**	**100 g**	**Dose**	**100 g**	**1 EL**	**100 g**	**1 EL**
kcal	560	1120	393	39	331	66	492	92	347	69
kj	2340	4680	1645	165	1385	277	2058	412	1454	290
Nicht geeignet für										
Diabetiker										
Vegetarier										
Allergiker							Vorsicht			

	Paranuss		Pistazien-kerne		Quinoa		Roggen-flocken		Roggen, Korn	
Vitamine	**100 g**	**Dose**	**100 g**	**Tüte**	**100 g**	**1 EL**	**100 g**	**1 EL**	**100 g**	**1 EL**
A µg	3	6	25	50	–	–	–	–	2	0,4
B1 mg	1,0	2,0	0,69	1,38	0,17	0,03	0,35	0,07	0,35	0,07
B2 mg	0,04	0,08	0,20	0,40	–	–	0,17	0,03	0,20	0,04
B3 mg	0,2	0,4	1,5	3,0	0,5	0,1	1,8	0,4	1,8	0,4
B5 mg	0,23	0,45	–	–	–	–	1,5	0,3	1,5	0,3
B6 mg	0,11	0,22	–	–	–	–	0,23	0,04	0,30	0,06
B9 µg	–	–	58	116	–	–	143	29	141	28
B12 µg	–	–	–	–	–	–	–	–	–	–
C mg	2	4	7	14	–	–	–	–	0,01	–
D µg	–	–	–	–	–	–	–	–		
E mg	7,6	15,2	5,2	10,4	–	–	2,0	0,4	1,8	0,4
H µg	–		–		–	–	5,0	1,0	5,0	1,0
Mengenelemente	**100 g**	**Dose**	**100 g**	**Tüte**	**100 g**	**1 EL**	**100 g**	**1 EL**	**100 g**	**1 EL**
Calcium mg	130	260	130	260	80	16	37	7	30	6
Eisen mg	3,4	6,8	7,3	14,6	8,0	1,6	2,8	0,6	4,0	0,8
Kalium mg	644	1288	1020	2040	804	161	510	102	450	90
Magnesium mg	160	320	160	320	276	55	91	18	120	24
Natrium mg	2	4	–	–	10	2	4	1	2	0,4
Phosphor mg	674	1348	500	1000	328	66	336	67	350	70
Spurenelemente	**100 g**	**Dose**	**100 g**	**Tüte**	**100 g**	**1 EL**	**100 g**	**1 EL**	**100 g**	**1 EL**
Chrom µg	100	200	–	–	–	–	7	1	7	1
Fluor µg	–	–	–	–	–	–	150	30	150	30
Jod µg	0,01	0,01	–	–	–	–	7	1	7	1
Kupfer µg	1300	2600	–	–	–	–	463	92	460	92
Mangan µg	600	1200	–	–	–	–	2900	580	2800	560
Selen µg	100	200	–	–	–	–	1	0,2	1	0,2
Zink µg	4000	8000	–	–	–	–	2900	580	2800	560
Sonstiges	**100 g**	**Dose**	**100 g**	**Tüte**	**100 g**	**1 EL**	**100 g**	**1 EL**	**100 g**	**1 EL**
kcal	673	1346	618	1236	338	68	296	59	307	61
kj	2818	2636	2584	5168	1415	283	1239	265	1286	257
Nicht geeignet für										
Diabetiker										
Vegetarier										
Allergiker										

	Sonnenblumenkerne		Walnuss		Weizen, Keime		Weizen, Korn		Weizekleie	
Vitamine	**100 g**	**Tüte**	**100 g**	**Dose**	**100 g**	**1 EL**	**100 g**	**1 EL**	**100 g**	**1 EL**
A µg	–	–	10	20	10	2	3	0,6	–	–
B1 mg	1,9	3,8	0,35	0,7	2,0	0,4	0,46	0,1	0,65	0,13
B2 mg	0,14	0,28	0,10	0,20	0,72	0,14	0,11	0,02	0,51	0,1
B3 mg	4,1	8,2	1,0	2,0	4,5	0,9	5,1	1,0	17,7	3,5
B5 mg	–	–	0,82	1,64	1,20	0,24	1,18	0,24	2,50	0,5
B6 mg	0,61	1,22	0,87	1,74	4,0	0,8	0,27	0,06	0,73	0,15
B9 µg	–	–	77	154	50	10	87	17	195	39
B12 µg	–	–	–	–	–	–	–	–	–	–
C mg	–	–	3	6	–	–	–	–	–	–
D µg	–	–	–	–	–	–	–	–	–	–
E mg	21,8	43,6	6,0	12,0	24,7	4,94	1,4	0,28	2,7	0,54
H µg	–	–	–	–	8,30	1,66	6,0	1,2	44	8,8
Mengenelemente	**100 g**	**Tüte**	**100 g**	**Dose**	**100 g**	**1 EL**	**100 g**	**1 EL**	**100 g**	**1 EL**
Calcium mg	98	196	87	174	49	10	33	6	67	13
Eisen mg	6,3	12,6	2,1	4,2	8,5	1,7	3,3	0,7	16,0	3,2
Kalium mg	725	1550	570	1140	993	198	381	76	1352	270
Magnesium mg	420	840	135	270	285	57	97	19	490	98
Natrium mg	2	4	2	4	5	1	8	2	2	0,4
Phosphor mg	618	1236	410	820	1100	220	341	68	1143	228
Spurenelemente	**100 g**	**Tüte**	**100 g**	**Dose**	**100 g**	**1 EL**	**100 g**	**1 EL**	**100 g**	**1 EL**
Chrom µg	–	–	–	–	6	1	3	0,5	3	0,6
Fluor µg	–	–	680	1360	140	28	90	18	156	31
Jod µg	–	–	3	6	–	–	7	2	31	6
Kupfer µg	–	–	880	1760	1100	220	369	74	1300	260
Mangan µg	–	–	1970	3940	16000	3200	3100	620	13000	2600
Selen µg	–	–	6	12	3	0,6	2	0,4	2	0,4
Zink µg	–	–	2700	5400	17000	3400	2690	538	9400	1880
Sonstiges	**100 g**	**Tüte**	**100 g**	**Dose**	**100 g**	**1 EL**	**100 g**	**1 EL**	**100 g**	**1 EL**
kcal	596	1192	666	1332	320	64	306	61	178	36
kj	2495	4990	2788	5576	1338	268	1279	256	746	149
Nicht geeignet für										
Diabetiker										
Vegetarier										
Allergiker			Nussallergie							

II Backwaren, Teigwaren, Hefen

	Bäckerhefe		Bierhefe		Eierteig-waren		Grahambrot		Knäckebrot	
Vitamine	**100 g**	**Würfel**	**100 g**	**1 EL**	**100 g**	**Packg**	**100 g**	**SCH**	**100 g**	**SCH**
A µg	0,01	–	0,01	–	60	150	–		–	
B1 mg	1,40	0,35	12	2,4	0,17	0,43	0,21	0,11	0,20	0,03
B2 mg	2,30	0,58	4,0	0,8	0,07	0,18	0,11	0,05	0,18	0,03
B3 mg	17,4	4,35	4,0	0,8	2,0	5,0	2,5	1,25	1,1	0,17
B5 mg	3,46	0,87	7,21	1,44	0,30	1,50	0,79	0,39	1,10	0,17
B6 mg	0,68	0,17	4,40	0,88	0,06	0,30	0,24	0,12	0,30	0,05
B9 µg	716	179	3170	634	11	28	30	15	88	13
B12 µg	–	–	–	–	–	–	–	–	–	–
C mg	0,01	–	0,01	–	–	–	–	–	–	–
D µg	–	–	–	–	–	–	–	–	–	–
E mg	–	–	–	–	0,2	0,5	0,3	0,15	4,0	0,6
H µg	33	8	115	23	1,0	2,5	1,74	0,87	7,0	1,05
Mengenelemente	**100 g**	**Würfel**	**100 g**	**1 EL**	**100 g**	**Packg**	**100 g**	**SCH**	**100 g**	**SCH**
Calcium mg	23	6	50	10	23	58	42	21	55	8
Eisen mg	3,5	0,9	17,5	35	3,0	7,5	1,6	0,8	4,7	0,7
Kalium mg	640	160	1410	282	219	548	209	104	436	65
Magnesium mg	28	7	230	46	42	105	42	21	68	10
Natrium mg	34	8,5	77	15,4	17	42,5	430	215	463	69
Phosphor mg	479	120	1900	380	153	383	244	122	301	45
Spurenelemente	**100 g**	**Würfel**	**100 g**	**1 EL**	**100 g**	**Packg**	**100 g**	**SCH**	**100 g**	**SCH**
Chrom µg	5	1,25	–	–	4	10	–	–	–	–
Fluor µg	–	–	–	–	80	200	–	–	–	–
Jod µg	1	0,25	4	0,8	3	7,5	–	–	6	0,9
Kupfer µg	150	38	3320	664	195	488	–	–	400	60
Mangan µg	295	74	530	106	644	1661	–	–	–	–
Selen µg	1	0,25	80	16	20	50	–	–	–	–
Zink µg	4300	1075	8000	1600	1300	3250	–	–	3100	465
Sonstiges	**100 g**	**Würfel**	**100 g**	**1 EL**	**100 g**	**Packg**	**100 g**	**SCH**	**100 g**	**SCH**
kcal	78	20	229	46	360	900	201	100	318	48
kj	325	81	958	192	1507	3768	843	421	1328	200
Nicht geeignet für										
Diabetiker					BE rechnen		BE rechnen		BE rechnen	
Vegetarier					Veganer					
Allergiker	Hefeallergie									

	Roggenbrot		Roggenvoll-kornbrot		Weizentoast		Weizen-mischbrot		Weizenvoll-kornbrot	
Vitamine	**100 g**	**SCH**	**100 g**	**SCH**	**100 g**	**SCH**	**100 g**	**SCH**	**100 g**	**SCH**
A µg	–	–	80	40	–	–	–		–	
B1 mg	0,18	0,09	0,18	0,09	0,08	0,04	0,14	0,07	0,23	0,12
B2 mg	0,12	0,06	0,15	0,08	0,05	0,03	0,07	0,04	0,15	0,8
B3 mg	0,9	0,45	0,6	0,3	1,0	0,5	1,2	0,6	3,3	1,7
B5 mg	0,47	0,24	–	–	0,5	0,25	0,25	0,13	0,65	0,33
B6 mg	0,20	0,10	0,05	0,03	0,11	0,06	0,09	0,04	0,08	0,04
B9 µg	16	8	14	7	36	18	20	10	25	13
B12 µg	–	–	–	–	–	–	–	–	–	–
C mg	–	–	–	–	–	–	–	–	–	–
D µg	–	–	–	–	–	–	–	–	–	–
E mg	1,1	0,55	1,2	0,6	–	–	–	–	0,8	0,4
H µg	–	–	–	–	1,0	0,5	–	–	3,5	1,8
Mengenelemente	**100 g**	**SCH**	**100 g**	**SCH**	**100 g**	**SCH**	**100 g**	**SCH**	**100 g**	**SCH**
Calcium mg	29	15	37	18	58	29	36	18	31	16
Eisen mg	2,5	1,3	2,0	1,0	1,0	0,5	1,7	0,9	2,0	1,0
Kalium mg	244	122	291	145	160	80	177	89	220	110
Magnesium mg	35	18	54	27	24	12	40	20	60	30
Natrium mg	523	262	527	264	551	276	553	277	448	224
Phosphor mg	118	59	198	99	90	45	127	64	196	98
Spurenelemente	**100 g**	**SCH**	**100 g**	**SCH**	**100 g**	**SCH**	**100 g**	**SCH**	**100 g**	**SCH**
Chrom µg										
Fluor µg	13	6,5	8	4	72	36	42	21	–	–
Jod µg	9	4,5	9	4,5	6	3	2	1	2	1
Kupfer µg	210	105	238	119	220	110	180	90	245	123
Mangan µg	920	460	1500	750	600	300	1100	550	1500	750
Selen µg										
Zink µg	1240	620	1500	750	666	333	1300	650	1500	800
Sonstiges	**100 g**	**SCH**	**100 g**	**SCH**	**100 g**	**SCH**	**100 g**	**SCH**	**100 g**	**SCH**
kcal	219	110	195	98	262	131	224	112	204	102
kj	915	458	817	409	1175	588	937	469	854	427
Nicht geeignet für										
Diabetiker	BE rechnen		BE rechnen		BE rechnen		BE rechnen		BE rechnen	
Vegetarier										
Allergiker	Roggenall.		Roggenall.		Weizenall.		Weizenall.		Weizenall.	

III Obst, Obstwaren, Obstsäfte

	Ananas, Frucht		Ananas, in Dosen		Apfel, Frucht		Apfelmus		Apfelsaft, handelsübl.	
Vitamine	**100 g**	**SCH**	**100 g**	**SCH**	**100 g**	**Stck**	**100 g**	**Glas**	**100 g**	**Glas**
A µg	10	8	3	2	6	8	6	24	7	14
B1 mg	0,08	0,06	0,08	0,06	0,04	0,06	0,01	0,04	0,02	0,04
B2 mg	0,03	0,02	0,02	0,01	0,03	0,05	0,02	0,08	0,03	0,06
B3 mg	0,2	0,16	0,2	0,16	0,3	0,5	0,1	0,4	0,3	0,6
B5 mg	0,18	0,14	0,03	0,02	0,10	0,16	0,07	0,28	0,06	0,12
B6 mg	0,08	0,06	0,07	0,06	0,10	0,16	0,06	0,24	0,10	0,20
B9 µg	4,0	3,2	2,0	1,6	12	19	4,0	16,0	3,1	6,2
B12 µg	–	–	–	–	–	–	–	—	–	–
C mg	20	16	7	6	12	19	2	8	1	2
D µg	–	–	–	–	–	–	–	–	–	–
E mg	0,1	0,02	0,1	0,02	0,5	0,8	0,4	1,6	0,2	0,4
H µg	–	–	–	–	4,5	7,2	0,30	1,20	1,0	2,0
Mengenelemente	**100 g**	**SCH**	**100 g**	**SCH**	**100 g**	**Stck**	**100 g**	**Glas**	**100 g**	**Glas**
Calcium mg	16	12	16	13	7	11	4	16	7	14
Eisen mg	0,4	0,32	0,2	0,16	0,5	0,8	0,4	1,6	0,3	0,6
Kalium mg	172	138	123	98	149	238	622	2488	114	228
Magnesium mg	17	14	17	14	6	9	10	40	4	8
Natrium mg	2	1,6	1	0,8	3	4	10	40	2	4
Phosphor mg	9	7	6	5	12	19	6	24	8	16
Spurenelemente	**100 g**	**SCH**	**100 g**	**SCH**	**100 g**	**Stck**	**100 g**	**Glas**	**100 g**	**Glas**
Chrom µg	–	–	–	–	4	7	3	12	3	6
Fluor µg	14	11	6	5	9	14	4	16	10	20
Jod µg	10	8	4	3	1	2	1	4	1	2
Kupfer µg	61	49	50	40	53	85	30	120	120	240
Mangan µg	320	256	280	224	48	77	30	120	120	240
Selen µg	1	0,8	1	0,8	1	1,6	0,1	0,4	–	–
Zink µg	123	98	120	96	99	158	100	400	120	240
Sonstiges	**100 g**	**SCH**	**100 g**	**SCH**	**100 g**	**Stck**	**100 g**	**Glas**	**100 g**	**Glas**
kcal	55	44	66	53	54	86	79	316	57	114
kj	231	185	277	222	225	360	328	1312	208	416
Nicht geeignet für										
Diabetiker			Vorsicht				Vorsicht		Vorsicht	
Vegetarier										
Allergiker	Selten		Selten							

	Apfelsine, Frucht		Apfelsinen-saft, frisch		Apfelsinen-saft, Handel		Avocado		Banane	
Vitamine	**100 g**	**Stck**	**100 g**	**Glas**	**100 g**	**Glas**	**100 g**	**Stck**	**100 g**	**Stck**
A µg	3	5	12	24	1	2	12	30	5	7
B1 mg	0,09	0,16	0,07	0,14	0,06	0,12	0,08	0,2	0,05	0,07
B2 mg	0,04	0,07	0,02	0,04	0,01	0,02	0,15	0,37	0,06	0,08
B3 mg	0,4	0,7	0,4	0,8	0,3	0,6	1,1	2,75	0,7	0,9
B5 mg	0,24	0,43	0,23	0,46	0,16	0,32	1,10	2,75	0,23	0,30
B6 mg	0,10	0,18	0,05	0,10	0,13	0,26	0,50	1,25	0,37	0,48
B9 µg	42,0	75,6	41,0	82,0	24,0	48,0	30,0	75,0	17,0	22,1
B12 µg	–	–	–	–	–	–	–	–	–	–
C mg	50	90	52	104	42	84	13	32	11	14
D µg	–	–	–	–	–	–	–	–	–	–
E mg	0,3	0,5	0,2	0,4	–	–	1,3	3,3	0,3	0,4
H µg	2,30	4,14	1,40	2,80	0,80	1,60	10,0	25,0	5,50	7,15
Mengenelemente	**100 g**	**Stck**	**100 g**	**Glas**	**100 g**	**Glas**	**100 g**	**Stck**	**100 g**	**Stck**
Calcium mg	42	76	11	22	13	26	10	25	8	10
Eisen mg	0,4	0,7	0,2	0,4	0,3	0,6	0,6	1,5	0,3	0,4
Kalium mg	165	297	143	286	142	284	487	1218	382	497
Magnesium mg	14	25	12	24	12	24	29	73	31	40
Natrium mg	1	2	1	2	1	2	3	8	1	1
Phosphor mg	22	40	16	32	17	34	38	95	27	35
Spurenelemente	**100 g**	**Stck**	**100 g**	**Glas**	**100 g**	**Glas**	**100 g**	**Stck**	**100 g**	**Stck**
Chrom µg	1	2	1	2	13	26	–	–	2	3
Fluor µg	5	9	1	2	–	–	–	–	14	18
Jod µg	1	2	1	2	–	–	1	3	2	3
Kupfer µg	59	106	80	160	57	114	225	563	105	137
Mangan µg	38	68	30	60	30	60	162	405	286	372
Selen µg	1	2	6	12	–	–	–		1	1
Zink µg	87	157	42	84	120	240	625	1563	210	273
Sonstiges	**100 g**	**Stck**	**100 g**	**Glas**	**100 g**	**Glas**	**100 g**	**Stck**	**100 g**	**Stck**
kcal	57	103	46	92	44	88	221	553	94	122
kj	208	374	192	384	185	370	923	2308	392	510
Nicht geeignet für										
Diabetiker					Vorsicht					
Vegetarier										
Allergiker	Selten		Selten		Selten				Selten	

	Brombeere		Dattel, getrocknet		Feige, getrocknet		Grapefruit		Grapefruit-saft	
Vitamine	**100 g**	**VPE**	**100 g**	**VPE**	**100 g**	**VPE**	**100 g**	**Stck**	**100 g**	**Glas**
A µg	22	55	25	63	8	20	98	196	60	120
B1 mg	0,03	0,08	0,04	0,10	0,11	0,28	0,5	1,0	0,4	0,8
B2 mg	0,04	0,10	0,09	0,23	0,10	0,25	0,3	0,8	0,2	0,4
B3 mg	0,4	1,0	2,0	5,0	1,0	2,5	0,2	0,4	0,2	0,4
B5 mg	0,22	0,55	0,8	2,0	0,39	0,98	0,25	0,50	0,16	0,32
B6 mg	0,05	0,13	0,13	0,33	0,12	0,30	0,03	0,06	0,10	0,20
B9 µg	–	–	21	53	14	35	11	22	1	2
B12 µg	–	–	–	–	–	–	–	–	–	–
C mg	17	43	2	5	2	5	44	88	40	80
D µg	–	–	–	–	–	–	–	–	–	–
E mg	0,7	0,5	–	–	–	–	0,3	0,6	–	–
H µg	–	–	–	–	–	–	0,35	0,70	0,52	1,04
Mengenelemente	**100 g**	**VPE**	**100 g**	**VPE**	**100 g**	**VPE**	**100 g**	**Stck**	**100 g**	**Glas**
Calcium mg	44	110	61	153	190	475	24	48	10	20
Eisen mg	0,9	2,3	1,9	4,8	3,2	8,0	0,4	0,8	0,2	0,4
Kalium mg	180	450	649	1623	850	2125	148	296	142	284
Magnesium mg	30	75	50	125	70	175	10	20	9	18
Natrium mg	2	5	35	88	37	93	2	4	2	4
Phosphor mg	30	75	60	150	108	270	16	32	13	26
Spurenelemente	**100 g**	**VPE**	**100 g**	**VPE**	**100 g**	**VPE**	**100 g**	**Stck**	**100 g**	**Glas**
Chrom µg	–	–	29	73	–	–	1	2	–	–
Fluor µg	–	–	–	–	20	50	24	48	15	30
Jod µg	0,01	0,02	1	2,5	4	10	1	2	1	2
Kupfer µg	108	270	289	723	380	950	37	74	30	60
Mangan µg	895	2238	150	375	350	875	26	52	8	16
Selen µg	–	–	–	–	2	5	1	2	–	–
Zink µg	190	475	400	1000	133	333	66	132	20	40
Sonstiges	**100 g**	**VPE**	**100 g**	**VPE**	**100 g**	**VPE**	**100 g**	**Stck**	**100 g**	**Glas**
kcal	44	110	277	693	247	618	45	90	36	72
kj	183	458	1160	2900	1032	2580	187	374	152	304
Nicht geeignet für										
Diabetiker			BE beachten		BE beachten					
Vegetarier										
Allergiker	Selten									

	Hagebutte		Heidelbeere (Blaubeere)		Himbeere		Johannisbeere, rot		Johannisbeere, schwarz	
Vitamine	**100 g**	**VPE**	**100 g**	**VPE**	**100 g**	**VPE**	**100 g**	**VPE**	**100 g**	**VPE**
A µg	800	2000	2	5	4	10	2	5	3	8
B1 mg	0,06	0,15	0,02	0,05	0,03	0,08	0,04	0,10	0,05	0,13
B2 mg	0,07	0,18	0,02	0,05	0,07	0,18	0,03	0,08	0,05	0,13
B3 mg	0,5	1,3	0,4	1,0	0,3	0,8	0,2	0,5	0,3	0,8
B5 mg	–	–	0,16	0,4	0,3	0,8	0,06	0,15	0,04	0,1
B6 mg	0,05	0,13	0,06	0,15	0,08	0,2	0,05	0,13	0,08	0,2
B9 µg	–	–	6	15	30	75	11	28	16	40
B12 µg	–	–	–	–	–	–	–	–	–	–
C mg	1250	3125	22	55	25	63	36	90	177	443
D µg	–	–	–	–	–	–	–	–	–	–
E mg	4,2	10,5	2,7	6,8	0,9	2,3	0,7	1,8	1,9	4,8
H µg	–	–	1,1	2,8	–	–	2,6	6,5	2,4	6,0
Mengenelemente	**100 g**	**VPE**	**100 g**	**VPE**	**100 g**	**VPE**	**100 g**	**VPE**	**100 g**	**VPE**
Calcium mg	257	643	10	25	40	100	29	73	43	108
Eisen mg	0,5	1,3	0,9	2,3	1,0	2,5	0,9	2,3	1,3	3,3
Kalium mg	291	728	1	2,5	1	2,5	257	643	310	775
Magnesium mg	104	260	2	5	30	75	13	33	17	29
Natrium mg	124	310	1	2,5	1	2,5	1	2,5	1	2,5
Phosphor mg	258	645	13	33	44	110	27	68	40	100
Spurenelemente	**100 g**	**VPE**	**100 g**	**VPE**	**100 g**	**VPE**	**100 g**	**VPE**	**100 g**	**VPE**
Chrom µg	3	8	–	–	1	2,5	2	5	1	2,5
Fluor µg	60	150	2	5	–	–	23	58	29	73
Jod µg	1	2,5	–	–	3	8	1	2,5	1	2,5
Kupfer µg	1800	4500	77	193	93	233	140	350	103	258
Mangan µg	1200	3000	4200	10500	384	960	240	600	336	840
Selen µg	0,01	0,02	–	–	1	2,5	1	2,5	2	5
Zink µg	920	2300	131	328	361	903	240	600	250	625
Sonstiges	**100 g**	**VPE**	**100 g**	**VPE**	**100 g**	**VPE**	**100 g**	**VPE**	**100 g**	**VPE**
kcal	94	235	37	93	33	83	33	83	39	98
kj	393	983	154	385	140	350	138	345	164	410
Nicht geeignet für										
Diabetiker										
Vegetarier										
Allergiker			Selten		Selten		Selten		Selten	

	Kirsche, süße Frucht		Kirsche, im Glas		Pflaume, getrocknet		Rosine		Zitrone	
Vitamine	**100 g**	**VPE**	**100 g**	**Glas**	**100 g**	**VPE**	**100 g**	**VPE**	**100 g**	**Stck**
A µg	6	30	70	245	23	69	5	10	–	–
B1 mg	0,04	0,20	0,03	0,11	0,15	0,45	0,10	0,20	0,05	0,06
B2 mg	0,04	0,20	0,02	0,07	0,12	0,36	0,05	0,10	0,02	0,02
B3 mg	0,3	1,5	0,2	0,7	1,7	5,1	0,5	1,0	0,2	0,2
B5 mg	0,19	0,95	–	–	0,46	1,38	0,10	0,20	0,27	0,32
B6 mg	0,05	0,25	0,01	0,04	0,15	0,45	0,11	0,22	0,06	0,07
B9 µg	52,0	260	44,0	154	4,0	12,0	4,0	8,0	6,3	7,6
B12 µg	–		–	–	–	–	–	–	–	–
C mg	15	75	4	14	4	12	1	2	53	63
D µg	–	–	–	–	–	–	–	–	–	–
E mg	0,1	0,5	–	–	–	–	–	–	–	–
H µg	0,40	2,0	–	–	–	–	–	–	–	–
Mengenelemente	**100 g**	**VPE**	**100 g**	**Glas**	**100 g**	**VPE**	**100 g**	**VPE**	**100 g**	**Stck**
Calcium mg	17	85	12	42	41	123	80	160	11	13
Eisen mg	0,4	2,0	0,5	1,8	–	–	–	–	–	–
Kalium mg	229	1145	131	459	824	2472	782	1564	170	204
Magnesium mg	11	55	21	74	27	81	41	82	28	34
Natrium mg	3	15	2	7	8	24	21	42	3	4
Phosphor mg	20	100	14	49	73	219	110	220	16	19
Spurenelemente	**100 g**	**VPE**	**100 g**	**Glas**	**100 g**	**VPE**	**100 g**	**VPE**	**100 g**	**Stck**
Chrom µg	3	15	–	–	–	–	–	–	–	–
Fluor µg	18	90	–	–	–	–	62	124	10	12
Jod µg	1	5	–	–	1	3	–	–	2	2
Kupfer µg	99	495	110	385	400	1200	370	740	129	155
Mangan µg	86	430	50	175	–	–	464	928	42	50
Selen µg	1	5	–	–	3	9	7	14	1	1
Zink µg	87	435	–	–	–	–	250	500	106	127
Sonstiges	**100 g**	**VPE**	**100 g**	**Glas**	**100 g**	**VPE**	**100 g**	**VPE**	**100 g**	**Stck**
kcal	63	315	83	291	222	666	292	584	36	43
kj	262	1310	347	1215	927	2781	1223	2446	149	179
Nicht geeignet für										
Diabetiker	Vorsicht		Ungeeignet				Ungeeignet			
Vegetarier										
Allergiker					Selten					

IV Gemüse, Hülsenfrüchte, Pilze

	Bohnen, grün		Bohnen, weiß, getr.		Broccoli		Chinakohl		Champignons (Dose)	
Vitamine	**100 g**	**NG**	**100 g**	**VPE**	**100 g**	**NG**	**100 g**	**NG**	**100 g**	**VPE**
A µg	53	53	–	–	50	50	23	23	–	–
B1 mg	0,08	0,08	0,50	1,25	0,10	0,10	0,03	0,03	0,02	0,08
B2 mg	0,11	0,11	0,40	1,0	0,20	0,20	0,04	0,04	0,22	0,88
B3 mg	0,5	0,5	3,4	8,5	1,1	1,1	0,4	0,4	1,6	12,6
B5 mg	0,50	0,50	0,87	2,18	1,29	1,29	0,20	0,20	0,80	3,20
B6 mg	0,28	0,28	–	–	0,28	0,28	0,12	0,12	0,06	0,24
B9 µg	70	70	187	468	111	111	66	66	–	–
B12 µg	–	–	–	–	–	–	–	–	–	–
C mg	19	19	24	60	115	115	26	26	2	8
D µg	–	–	–	–	–	.	–	–	–	–
E mg	0,1	0,1	0,5	1,25	0,6	0,6	–	–	–	–
H µg	7,0	7,0	–	–	0,50	0,50	–	–	–	–
Mengenelemente	**100 g**	**NG**	**100 g**	**VPE**	**100 g**	**NG**	**100 g**	**NG**	**100 g**	**VPE**
Calcium mg	56	56	197	493	58	58	40	40	19	80
Eisen mg	0,8	0,8	7,0	17,5	0,8	0,8	0,6	0,6	0,8	3,2
Kalium mg	243	243	1770	4425	279	279	144	144	121	484
Magnesium mg	26	26	–	–	24	24	11	11	15	60
Natrium mg	2	2	–	–	19	19	19	19	319	1276
Phosphor mg	38	38	419	1048	82	82	30	30	69	276
Spurenelemente	**100 g**	**NG**	**100 g**	**VPE**	**100 g**	**NG**	**100 g**	**NG**	**100 g**	**VPE**
Chrom µg	2	2	20	50	16	16	1	1	–	–
Fluor µg	12	12	95	238	10	10	15	15	–	–
Jod µg	3	3	2	5	15	15	–	–	–	–
Kupfer µg	84	84	635	1588	56	56	56	56	135	540
Mangan µg	221	221	1620	4050	454	454	167	167	50	200
Selen µg	1	1	14	35	1	1	–	–	9	36
Zink µg	336	336	2640	6600	494	494	280	280	–	–
Sonstiges	**100 g**	**NG**	**100 g**	**VPE**	**100 g**	**NG**	**100 g**	**NG**	**100 g**	**VPE**
kcal	32	32	290	725	26	26	12	12	20	80
kj	136	136	1215	3038	108	108	52	52	84	336
Nicht geeignet für										
Diabetiker Vegetarier Allergiker										

	Erbsen, in Dose		Feldsalat		Grünkohl (Braunkohl)		Knoblauch		Kicher-erbsen	
Vitamine	**100 g**	**VPE**	**100 g**	**NG**	**100 g**	**NG**	**100 g**	**NG**	**100 g**	**Dose**
A µg	43	215	663	663	1447	1447	–	–	–	–
B1 mg	0,10	0,50	0,07	0,07	0,10	0,10	0,20	0,20	0,23	0,55
B2 mg	0,06	0,30	0,08	0,08	0,20	0,20	0,08	0,08	0,15	0,36
B3 mg	0,9	4,5	0,4	0,4	2,1	2,1	0,6	0,6	–	–
B5 mg	0,11	0,55	–	–	1,2	1,2	–	–	1,31	3,14
B6 mg	0,05	0,25	0,25	0,25	0,25	0,25	–	–	0,27	0,65
B9 µg	12	60	–	–	187	187	–	–	340	816
B12 µg	–	–	145	145	–	–			–	–
C mg	9	45	35	35	105	105	14	14	10	24
D µg	–	–	–	–	–	–	–	–	–	–
E mg	–	–	0,6	0,6	1,7	1,7	0,01	0,01	–	–
H µg	1,50	7,50	–	–	0,5	0,5	–	–	–	–
Mengenelemente	**100 g**	**VPE**	**100 g**	**NG**	**100 g**	**NG**	**100 g**	**NG**	**100 g**	**Dose**
Calcium mg	20	100	32	32	212	212	38	38	124	298
Eisen mg	1,5	7,5	2,0	2,0	1,9	1,9	1,4	1,4	6,1	14,6
Kalium mg	150	750	420	420	490	490	–	–	756	1814
Magnesium mg	20	100	13	13	31	31	–	–	129	310
Natrium mg	222	1110	4	4	44	44	–	–	25	40
Phosphor mg	62	310	49	49	87	87	134	134	332	797
Spurenelemente	**100 g**	**VPE**	**100 g**	**NG**	**100 g**	**NG**	**100 g**	**NG**	**100 g**	**Dose**
Chrom µg	–	–	–	–	8	8	–	–	5	12
Fluor µg	–	–	–	–	20	20	–	–	–	–
Jod µg	3	15	–	–	5	5	3	3	–	–
Kupfer µg	180	900	110	110	55	55	149	149	449	1078
Mangan µg	280	1400	–	–	550	550	460	460	2700	6480
Selen µg	–	–	–	–	1	1	6	6	9	22
Zink µg	600	3000	442	442	330	330	575	575	2400	5760
Sonstiges	**100 g**	**VPE**	**100 g**	**NG**	**100 g**	**NG**	**100 g**	**NG**	**100 g**	**Dose**
kcal	48	240	14	14	37	37	139	139	306	734
kj	202	1010	57	57	153	153	581	581	1282	3078
Nicht geeignet für										
Diabetiker Vegetarier Allergiker										

	Kohlrabi		Linsen		Meer-rettich		Möhren		Petersilie	
Vitamine	**100 g**	**NG**	**100 g**	**VPE**	**100 g**	**NG**	**100 g**	**NG**	**100 g**	**VPE**
A µg	2	2	17	85	4	4	1700	1700	1004	803
B1 mg	0,05	0,05	0,48	2,4	0,14	0,14	0,07	0,07	0,14	0,11
B2 mg	0,05	0,05	0,26	1,3	0,11	0,11	0,05	0,05	0,30	0,24
B3 mg	1,8	1,8	2,3	11,5	0,6	0,6	0,6	0,6	1,4	1,1
B5 mg	0,10	0,10	1,57	7,85	–	–	0,27	0,27	0,30	0,24
B6 mg	0,07	0,07	–	–	0,20	0,20	0,30	0,30	0,20	0,16
B9 µg	70	70	168	840	–	–	55	55	149	119
B12 µg	–	–	–	–	–	–	–	–	–	–
C mg	63	63	3	15	114	114	7	7	166	133
D µg	–	–	–	–	–	–	–	–	–	–
E mg	–	–	–	–	–	–	0,5	0,5	3,7	3,0
H µg	2,70	2,70	1,0	5,0	–	–	5,0	5,0	0,40	0,32
Mengenelemente	**100 g**	**NG**	**100 g**	**VPE**	**100 g**	**NG**	**100 g**	**NG**	**100 g**	**VPE**
Calcium mg	68	68	65	325	105	105	41	41	179	143
Eisen mg	0,5	0,5	8,0	40,0	1,4	1,4	0,4	0,4	6,0	4,8
Kalium mg	322	322	837	4185	628	628	320	320	811	649
Magnesium mg	43	43	129	645	33	33	17	17	41	33
Natrium mg	30	30	7	35	9	9	60	60	33	26
Phosphor mg	51	51	412	210	93	93	36	36	87	70
Spurenelemente	**100 g**	**NG**	**100 g**	**VPE**	**100 g**	**NG**	**100 g**	**NG**	**100 g**	**VPE**
Chrom µg	–	–	5	25	3	3	4	4	7	6
Fluor µg	–	–	26	130	–	–	–	–	89	71
Jod µg	1	1	–	–	1	1	19	19	3	2
Kupfer µg	47	47	715	3575	200	200	51	51	142	114
Mangan µg	119	119	1490	7450	460	460	175	175	756	605
Selen µg	–	–	10	50	–	–	1	1	1	1
Zink µg	260	260	3730	18650	1400	1400	273	273	735	588
Sonstiges	**100 g**	**NG**	**100 g**	**VPE**	**100 g**	**NG**	**100 g**	**NG**	**100 g**	**VPE**
kcal	24	24	270	1350	63	63	25	25	50	40
kj	102	102	1129	5645	263	263	106	106	211	167
Nicht geeignet für										
Diabetiker Vegetarier Allergiker										

	Pfifferlinge		Porree (Lauch)		Rote Bete		Rotkohl (Blaukraut)		Sauerkraut	
Vitamine	**100 g**	**VPE**	**100 g**	**NG**	**100 g**	**Glas**	**100 g**	**Dose**	**100 g**	**Dose**
A µg	217	543	11	11	2	7	8	40	3	15
B1 mg	0,02	0,05	0,09	0,09	0,03	0,11	0,07	0,28	0,03	0,15
B2 mg	0,23	0,58	0,07	0,07	0,04	0,14	0,05	0,20	0,05	0,25
B3 mg	6,5	16,3	0,5	0,5	0,2	0,7	0,4	1,6	0,2	1,0
B5 mg	–	–	0,14	0,14	0,13	0,46	0,32	1,28	0,23	1,15
B6 mg	–	–	0,26	0,26	0,05	0,18	0,15	0,60	0,20	1,0
B9 µg	–	–	103	103	83	291	35	140	31	155
B12 µg	–	–	–	–	–	–	–	–	0,01	0,05
C mg	6	15	26	26	10	35	50	200	20	100
D µg	2,1	5,3	–	–	–	–	–	–	–	–
E mg	0,1	0,3	0,5	0,5	0,05	0,18	1,7	6,8	–	–
H µg	–	–	1,60	1,60	–	–	2,0	8,0	–	–
Mengenelemente	**100 g**	**VPE**	**100 g**	**NG**	**100 g**	**Glas**	**100 g**	**Dose**	**100 g**	**Dose**
Calcium mg	4	10	63	63	29	102	35	140	48	240
Eisen mg	6,5	16,3	1,0	1,0	0,9	3,2	0,5	2,0	0,6	3,0
Kalium mg	367	918	267	267	407	1425	267	1068	288	1440
Magnesium mg	14	35	18	18	25	88	18	72	14	70
Natrium mg	3	8	5	5	58	203	11	44	355	1775
Phosphor mg	56	140	46	46	45	158	32	128	43	215
Spurenelemente	**100 g**	**VPE**	**100 g**	**NG**	**100 g**	**Glas**	**100 g**	**Dose**	**100 g**	**Dose**
Chrom µg	4	10	5	5	3	11	–	–	5	25
Fluor µg	50	125	10	10	12	42	12	48	–	–
Jod µg	–	–	9	9	–	–	3	12	–	–
Kupfer µg	800	2000	53	53	80	280	42	168	130	650
Mangan µg	180	450	190	190	244	854	160	640	140	700
Selen µg	1	2,5	1	1	1	4	1	4	–	–
Zink µg	650	163	310	310	344	1204	240	960	320	1600
Sonstiges	**100 g**	**VPE**	**100 g**	**NG**	**100 g**	**Glas**	**100 g**	**Dose**	**100 g**	**Dose**
kcal	15	38	25	25	41	144	21	84	17	85
kj	63	158	104	104	169	592	86	344	70	350
Nicht geeignet für										
Diabetiker Vegetarier Allergiker					Vorsicht				Vorsicht	

	Sellerie, Knolle		Sojabohnen, getrocknet		Spargel		Spinat		Steinpilze, getrocknet	
Vitamine	**100 g**	**NG**	**100 g**	**VPE**	**100 g**	**Glas**	**100 g**	**VPE**	**100 g**	**VPE**
A µg	3	3	63	158	–	–	549	2196	–	–
B1 mg	0,04	0,04	1,0	2,5	0,11	0,22	0,10	0,40	–	–
B2 mg	0,07	0,07	0,50	1,25	0,11	0,22	0,20	0,80	–	–
B3 mg	0,9	0,9	2,5	6,25	1,0	2,0	0,6	2,4	–	–
B5 mg	0,51	0,51	–	–	0,62	1,24	0,25	1,0	2,7	5,4
B6 mg	0,20	0,20	1,0	2,5	0,06	0,12	0,20	0,80	–	–
B9 µg	76	76	–	–	108	216	145	580	–	–
B12 µg	–	–	–	–	–	–	–	–	–	–
C mg	8	8	–	–	20	40	51	204	–	–
D µg	–	–	–	–	–	–	–	–	3,1	6,2
E mg	0,5	0,5	1,5	3,75	2,1	4,2	1,4	5,6	0,2	0,4
H µg	–	–	–	–	2,0	4,0	6,9	27,6	–	–
Mengenelemente	**100 g**	**NG**	**100 g**	**VPE**	**100 g**	**Glas**	**100 g**	**VPE**	**100 g**	**VPE**
Calcium mg	50	50	201	503	26	52	117	468	34	68
Eisen mg	0,5	0,5	6,6	16,5	0,7	1,4	4,1	16,4	8,4	16,8
Kalium mg	414	414	1800	4500	203	406	554	2216	2000	4000
Magnesium mg	14	14	220	550	18	36	58	232	–	–
Natrium mg	77	77	5	13	4	8	65	260	14	28
Phosphor mg	74	74	550	1375	46	92	55	220	642	1248
Spurenelemente	**100 g**	**NG**	**100 g**	**VPE**	**100 g**	**Glas**	**100 g**	**VPE**	**100 g**	**VPE**
Chrom µg	4	4	6	15	–	–	9	36	5	10
Fluor µg	11	11	–	–	48	96	75	300	63	126
Jod µg	3	3	6	15	7	14	12	48	4	8
Kupfer µg	116	116	1200	3000	156	312	96	384	277	554
Mangan µg	150	150	2710	6775	102	204	643	2572	115	230
Selen µg	1	1	19	48	1	2	1	4	184	368
Zink µg	369	369	4180	10450	400	800	585	2340	1500	3000
Sonstiges	**100 g**	**NG**	**100 g**	**VPE**	**100 g**	**Glas**	**100 g**	**VPE**	**100 g**	**VPE**
kcal	18	18	309	773	18	36	15	60	163	326
kj	77	77	1294	3235	76	152	64	256	685	1370
Nicht geeignet für										
Diabetiker										
Vegetarier										
Allergiker										

	Weißkohl (Weißkraut)		Wirsing		Zucchini		Zwiebel, roh		Zwiebel, getrocknet	
Vitamine	**100 g**	**NG**	**100 g**	**NG**	**100 g**	**NG**	**100 g**	**NG**	**100 g**	**Dose**
A µg	4	4	783	783	37	37	1	1	43	43
B1 mg	0,05	0,05	0,05	0,05	0,20	0,20	0,03	0,03	0,26	0,26
B2 mg	0,05	0,05	0,07	0,07	0,09	0,09	0,03	0,03	0,18	0,18
B3 mg	0,3	0,3	0,5	0,5	0,4	0,4	0,2	0,2	1,1	1,1
B5 mg	0,26	0,26	0,21	0,21	–	–	0,17	0,17	1,05	1,05
B6 mg	0,10	0,10	0,20	0,20	0,12	0,12	0,13	0,13	0,50	0,50
B9 µg	31	31	90	90	–	–	7	7	110	110
B12 µg	–	–	–	–	–	–	–	–	–	–
C mg	47	47	50	50	16	16	10	10	42	42
D µg	–	–	–	–	–	–	–	–	–	–
E mg	1,7	1,7	2,5	2,5	–	–	0,1	0,1	–	–
H µg	3,08	3,08	–	–	–	–	3,50	3,50	28,0	28,0
Mengenelemente	**100 g**	**NG**	**100 g**	**NG**	**100 g**	**NG**	**100 g**	**NG**	**100 g**	**Dose**
Calcium mg	45	45	64	64	30	30	31	31	162	162
Eisen mg	0,5	0,5	0,5	0,5	1,5	1,5	0,3	0,3	3,3	3,3
Kalium mg	255	255	236	236	177	177	162	162	1040	1040
Magnesium mg	14	14	12	12	18	18	11	11	–	–
Natrium mg	13	13	9	9	3	3	3	3	105	105
Phosphor mg	36	36	55	55	25	25	33	33	243	243
Spurenelemente	**100 g**	**NG**	**100 g**	**NG**	**100 g**	**NG**	**100 g**	**NG**	**100 g**	**Dose**
Chrom µg	8	8	–	–	–	–	14	14	–	–
Fluor µg	12	12	–	–	–	–	42	42	–	–
Jod µg	3	3	3	3	2	2	2	2	–	–
Kupfer µg	33	33	35	35	45	45	46	46	–	–
Mangan µg	200	200	167	167	125	125	127	127	–	–
Selen µg	3	3	1	1	1	1	2	2	–	–
Zink µg	224	224	262	262	260	260	220	220	–	–
Sonstiges	**100 g**	**NG**	**100 g**	**NG**	**100 g**	**NG**	**100 g**	**NG**	**100 g**	**Dose**
kcal	24	24	25	25	19	19	28	28	198	198
kj	102	102	105	105	79	79	118	118	828	828
Nicht geeignet für										
Diabetiker Vegetarier Allergiker										

V Milch, Milchprodukte, Käse

	Appenzeller 50 % Fett i.Tr.		Camembert 30 % Fett i.Tr.		Camembert 60 % Fett i.Tr.		Edamer 30 % Fett i.Tr.		Edamer 45 % Fett i.Tr.	
Vitamine	**100 g**	**VPE**	**100 g**	**VPE**	**100 g**	**VPE**	**100 g**	**VPE**	**100 g**	**VPE**
A µg	350	525	217	326	552	828	166	249	290	435
B1 mg	0,04	0,06	0,05	0,08	0,04	0,06	0,6	0,9	0,6	0,9
B2 mg	0,44	0,66	0,67	0,96	0,37	0,56	0,35	0,26	0,35	0,53
B3 mg	0,1	0,2	1,2	1,8	1,0	1,5	0,1	0,2	0,1	0,2
B5 mg	–	–	0,90	1,35	0,70	1,05	–	–	–	–
B6 mg	0,07	0,11	0,28	0,42	0,20	0,30	0,07	0,11	0,06	0,09
B9 µg	–	–	66	99	38	57	3,3	4,95	2,2	3,3
B12 µg	–	–	3,10	4,65	2,40	3,60	2,10	3,15	1,20	1,80
C mg	–	–	–	–	–	–	–	–	–	–
D µg	–	–	0,17	0,26	0,30	0,45	–	–	–	–
E mg	0,9	1,4	0,3	0,5	0,8	1,2	0,5	0,8	0,8	1,2
H µg	–	–	5,0	7,5	2,8	4,2	–	–	–	–
Mengenelemente	**100 g**	**VPE**	**100 g**	**VPE**	**100 g**	**VPE**	**100 g**	**VPE**	**100 g**	**VPE**
Calcium mg	800	1200	600	900	490	735	800	1200	678	1017
Eisen mg	0,3	0,5	0,2	0,3	0,1	0,2	0,3	0,5	0,3	0,5
Kalium mg	100	150	110	165	120	180	95	143	67	101
Magnesium mg	36	54	20	30	15	23	34	51	29	44
Natrium mg	600	900	680	1020	720	1080	520	780	520	780
Phosphor mg	500	750	385	578	310	465	570	855	403	605
Spurenelemente	**100 g**	**VPE**	**100 g**	**VPE**	**100 g**	**VPE**	**100 g**	**VPE**	**100 g**	**VPE**
Chrom µg	–	–	–	–	–	–	–	–	–	–
Fluor µg	–	–	28	42	22	33	120	180	110	165
Jod µg	–	–	–	–	–	–	5	8	4	6
Kupfer µg	1300	1950	–	–	–	–	–	–	–	–
Mangan µg	25	38	–	–	–	–	–	–	–	–
Selen µg	–	–	–	–	–	–	–	–	–	–
Zink µg	4000	6000	3400	5100	2700	4050	5300	7950	4600	6900
Sonstiges	**100 g**	**VPE**	**100 g**	**VPE**	**100 g**	**VPE**	**100 g**	**VPE**	**100 g**	**VPE**
kcal	386	579	216	324	378	567	251	377	354	531
kj	1615	2423	902	1353	1580	2370	1052	1578	1481	2222
Nicht geeignet für										
Diabetiker										
Vegetarier	Veganer		Veganer		Veganer		Veganer		Veganer	
Allergiker	Milchallergie		Milchallergie		Milchallergie		Milchallergie		Milchallergie	

	Emmentaler 45 % Fett i.Tr.		Gouda 45 % Fett i.Tr.		Joghurt 3,5 % Fett		Joghurt 1,5 % Fett		Kondens-milch	
Vitamine	**100 g**	**VPE**	**100 g**	**VPE**	**100 g**	**Bech**	**100 g**	**Bech**	**100 g**	**Port**
A µg	291	437	250	375	31	47	13	20	29	3
B1 mg	0,05	0,08	0,04	0,06	0,03	0,05	0,03	0,05	0,10	0,01
B2 mg	0,30	0,45	0,30	0,45	0,18	0,27	0,18	0,27	0,51	0,05
B3 mg	0,2	0,3	0,1	0,2	0,1	0,2	0,1	0,1	0,3	–
B5 mg	0,40	0,60	0,34	0,51	0,35	0,53	0,33	0,50	–	–
B6 mg	0,11	0,17	0,07	0,11	0,05	0,08	0,05	0,08	0,08	0,01
B9 µg	9	14	21	32	13	20	–	—	–	–
B12 µg	3,0	4,5	–	–	0,40	0,60	0,40	0,60	–	–
C mg	1	2	–	–	1	2	1	2	3	–
D µg	1,10	1,65	2,60	3,90	0,06	0,09	0,03	0,05	–	–
E mg	0,5	0,8	0,7	1,05	0,1	0,2	0,1	0,2	0,1	–
H µg	3,0	4,5	–	–	3,5	5,3	3,3	4,9	–	–
Mengenelemente	**100 g**	**VPE**	**100 g**	**VPE**	**100 g**	**Bech**	**100 g**	**Bech**	**100 g**	**Port**
Calcium mg	1029	1544	800	1200	120	180	123	185	242	24
Eisen mg	0,3	0,5	0,5	0,8	0,1	0,2	0,1	0,2	0,1	–
Kalium mg	95	143	100	150	157	236	155	233	322	32
Magnesium mg	33	50	28	42	12	18	14	21	27	3
Natrium mg	280	420	600	900	48	72	49	74	98	10
Phosphor mg	627	941	443	665	102	153	94	141	189	19
Spurenelemente	**100 g**	**VPE**	**100 g**	**VPE**	**100 g**	**Bech**	**100 g**	**Bech**	**100 g**	**Port**
Chrom µg	5	8	95	143	4	6	–	–	–	–
Fluor µg	60	90	–	–	14	21	16	24	35	4
Jod µg	–	–	–	–	4	6	4	6	8	1
Kupfer µg	1500	2250	70	105	10	15	9	14	21	2
Mangan µg	27	41	–	–	3	5	2	3	5	1
Selen µg	11	17	–	–	2	3	–	–	1	–
Zink µg	4630	6945	3900	5850	450	675	360	540	780	78
Sonstiges	**100 g**	**VPE**	**100 g**	**VPE**	**100 g**	**Bech**	**100 g**	**Bech**	**100 g**	**Port**
kcal	398	597	300	450	61	92	44	66	133	13
kj	1664	2496	1253	1880	254	381	182	273	556	56
Nicht geeignet für										
Diabetiker Vegetarier Allergiker	Veganer Milchallergie		Veganer Milchallergie		Veganer Milchallergie		Veganer Milchallergie		Veganer Milchallergie	

	Kuhmilch, Vollmilch		Kuhmilch, 3,5 % Fett		Kuhmilch, 1,5 % Fett		Limburger 45 % Fett i.Tr.		Parmesan	
Vitamine	**100 g**	**1 Glas**	**100 g**	**1 Glas**	**100 g**	**1 Glas**	**100 g**	**VPE**	**100 g**	**VPE**
A µg	33	7	31	6	13	3	380	570	359	539
B1 mg	0,04	0,01	0,04	0,01	0,04	0,01	0,05	0,08	0,02	0,03
B2 mg	0,18	0,04	0,18	0,04	0,18	0,04	0,35	0,53	0,62	0,93
B3 mg	0,1	–	0,1	–	0,1	–	0,1	0,2	0,2	0,3
B5 mg	0,35	0,07	0,35	0,07	0,35	0,07	1,18	1,77	0,53	0,80
B6 mg	0,05	0,01	0,05	0,01	0,05	0,01	0,09	0,14	0,10	0,15
B9 µg	6,70	1,34	6,38	1,28	3,55	0,71	60	90	20	30
B12 µg	0,42	0,08	0,41	0,08	0,42	0,08	–	–	–	–
C mg	2	–	1	–	1	–	–	–	–	–
D µg	0,06	0,01	0,17	0,03	0,03	0,01	–	–	–	–
E mg	0,1	–	0,1	–	–	–	0,6	0,9	0,7	0,11
H µg	3,5	0,7	3,5	0,7	3,5	0,7	8,6	12,9	3,0	4,5
Mengenelemente	**100 g**	**1 Glas**	**100 g**	**1 Glas**	**100 g**	**1 Glas**	**100 g**	**VPE**	**100 g**	**VPE**
Calcium mg	120	24	120	24	123	25	534	801	1178	1767
Eisen mg	0,1	–	0,1	–	0,1	–	0,6	0,9	1,0	1,5
Kalium mg	157	31	157	31	155	31	128	192	131	197
Magnesium mg	12	2	12	2	12	2	21	32	41	62
Natrium mg	48	9	49	10	50	10	720	1080	600	900
Phosphor mg	102	20	92	18	94	19	256	384	743	1115
Spurenelemente	**100 g**	**1 Glas**	**100 g**	**1 Glas**	**100 g**	**1 Glas**	**100 g**	**VPE**	**100 g**	**VPE**
Chrom µg	3	1	2	–	–	–	–	–	–	–
Fluor µg	17	3	17	3	17	3	–	–	–	–
Jod µg	4	1	3	1	3	1	–	–	–	–
Kupfer µg	10	2	7	1	10	2	110	165	360	540
Mangan µg	3	1	3	1	3	1	–	–	–	–
Selen µg	1	–	–	–	–	–	–	–	–	–
Zink µg	380	76	358	72	370	74	2100	3150	3000	4500
Sonstiges	**100 g**	**1 Glas**	**100 g**	**1 Glas**	**100 g**	**1 Glas**	**100 g**	**VPE**	**100 g**	**VPE**
kcal	67	13	64	13	47	9	267	401	375	563
kj	279	56	267	53	195	39	1118	1677	1569	2354
Nicht geeignet für										
Diabetiker										
Vegetarier	Veganer		Veganer		Veganer		Veganer		Veganer	
Allergiker	Milchallergie		Milchallergie		Milchallergie		Milchallergie		Milchallergie	

	Sahne 30 % Fett		Schafmilch		Speisequark, mager		Speise-quark 20 %		Speise-quark 40 %	
Vitamine	**100 g**	**VPE**	**100 g**	**1 Glas**	**100 g**	**Bech**	**100 g**	**Bech**	**100 g**	**Bech**
A µg	275	550	50	10	2	4	44	88	99	198
B1 mg	0,03	0,06	0,05	0,01	0,04	0,08	0,04	0,08	0,03	0,06
B2 mg	0,15	0,30	0,23	0,05	0,30	0,60	0,27	0,54	0,24	0,48
B3 mg	0,1	0,2	0,5	0,01	0,2	0,4	0,1	0,2	0,1	0,2
B5 mg	0,30	0,60	0,35	0,07	0,69	1,38	0,68	1,36	0,61	1,24
B6 mg	0,04	0,08	–	–	0,10	0,20	0,09	0,18	0,08	0,16
B9 µg	4	8	–	–	16	32	16	32	28	56
B12 µg	0,40	0,80	0,51	0,10	0,88	1,76	0,81	1,62	0,72	1,44
C mg	1	2	4	1	1	2	1	2	1	2
D µg	1,10	2,20	–	–	0,02	0,04	0,09	0,18	0,19	0,38
E mg	0,8	1,6	–	–	–	–	0,1	0,2	0,3	0,6
H µg	3,4	6,8	9	2	7,0	14,0	6,4	12,8	6,0	12,0
Mengenelemente	**100 g**	**VPE**	**100 g**	**1 Glas**	**100 g**	**Bech**	**100 g**	**Bech**	**100 g**	**Bech**
Calcium mg	80	160	183	37	92	184	85	170	95	190
Eisen mg	–	–	0,1	–	0,4	0,8	0,4	0,8	0,3	0,6
Kalium mg	112	224	182	36	95	190	87	177	82	164
Magnesium mg	10	20	11	2	12	24	11	22	10	20
Natrium mg	34	68	30	6	40	80	35	70	34	68
Phosphor mg	63	126	115	23	160	320	165	330	187	374
Spurenelemente	**100 g**	**VPE**	**100 g**	**1 Glas**	**100 g**	**Bech**	**100 g**	**Bech**	**100 g**	**Bech**
Chrom µg	–	–	–	–	1	2	1	2	1	2
Fluor µg	12	24	–	–	25	50	23	46	22	44
Jod µg	3	6	–	–	4	8	4	8	3	6
Kupfer µg	6	12	26	–	15	30	14	28	13	26
Mangan µg	2	4	7	–	70	140	60	120	60	120
Selen µg	1	2	1	–	2	4	5	10	1	2
Zink µg	260	520	426	–	570	1140	500	1000	500	1000
Sonstiges	**100 g**	**VPE**	**100 g**	**1 Glas**	**100 g**	**Bech**	**100 g**	**Bech**	**100 g**	**Bech**
kcal	309	618	97	19	72	144	109	218	160	320
kj	1291	2582	405	81	300	600	456	912	667	1334
Nicht geeignet für										
Diabetiker Vegetarier Allergiker	Veganer Milchallergie		Veganer Milchallergie		Veganer Milchallergie		Veganer Milchallergie		Veganer Milchallergie	

	Stutenmilch		Tilsiter 45 % Fett i.Tr.		Trocken- milch, Vollmilch		Trocken- milch, Magermilch		Ziegen- milch	
Vitamine	**100 g**	**1 Glas**	**100 g**	**VPE**	**100 g**	**VPE**	**100 g**	**VPE**	**100 g**	**1 Glas**
A µg	17	3	120	180	253	633	12	30	73	15
B1 mg	0,03	0,01	0,04	0,06	0,27	0,6	0,34	0,85	0,05	0,01
B2 mg	0,03	0,01	0,35	0,51	1,40	3,50	2,18	5,45	0,15	0,03
B3 mg	0,1	–	0,1	0,2	0,7	1,8	1,1	2,75	0,3	0,1
B5 mg	0,30	0,06	0,35	0,51	2,70	6,75	2,80	7,00	0,31	0,06
B6 mg	0,03	0,01	0,06	0,09	0,20	0,50	0,28	0,70	0,03	0,01
B9 µg	–	–	–	–	40	100	30	75	0,80	0,16
B12 µg	0,30	0,06	2,20	3,30	1,48	3,70	1,20	3,00	0,07	0,01
C mg	2	–	1	2	11	28	2	5	2	–
D µg	–	–	–	–	1,24	3,10	1,44	3,60	0,25	0,05
E mg	–	–	0,8	1,2	–	–	–	–	–	–
H µg	–	–	–	–	24	60	26	65	3,90	0,78
Mengenelemente	**100 g**	**1 Glas**	**100 g**	**VPE**	**100 g**	**VPE**	**100 g**	**VPE**	**100 g**	**1 Glas**
Calcium mg	110	22	843	1265	926	2315	1259	3148	123	25
Eisen mg	0,1	–	0,1	0,2	0,8	2,0	1,0	2,5	0,1	–
Kalium mg	9	2	60	90	1160	2900	1642	4105	177	35
Magnesium mg	9	2	29	44	110	275	121	303	13	3
Natrium mg	64	13	584	876	371	928	504	1260	42	8
Phosphor mg	54	11	512	768	710	1775	967	2418	103	21
Spurenelemente	**100 g**	**1 Glas**	**100 g**	**VPE**	**100 g**	**VPE**	**100 g**	**VPE**	**100 g**	**1 Glas**
Chrom µg	–	–	–	–	13	33	36	90	5	1
Fluor µg	–	–	–	–	–		120	300	–	–
Jod µg	–	–	–	–	36	90	27	68	4	1
Kupfer µg	30	6	70	105	29	73	160	400	11	2
Mangan µg	–	–	45	68	600	1500	142	355	6	1
Selen µg	–	–	–	–	10	25	7	18	1	–
Zink µg	150	30	3500	5250	4100	10250	3100	7750	260	52
Sonstiges	**100 g**	**1 Glas**	**100 g**	**VPE**	**100 g**	**VPE**	**100 g**	**VPE**	**100 g**	**1 Glas**
kcal	47	9	358	537	486	1215	348	870	69	14
kj	197	39	1496	2244	2034	5085	1455	3638	289	58
Nicht geeignet für										
Diabetiker Vegetarier Allergiker	Veganer Milchallergie		Veganer Milchallergie		Veganer Milchallergie		Veganer Milchallergie		Veganer Milchallergie	

VI Fisch, Meeresfrüchte

	Aal		Austern		Bismarck-hering		Bückling		Flunder, geräuchert	
Vitamine	**100 g**	**VPE**	**100 g**	**NG**	**100 g**	**VPE**	**100 g**	**VPE**	**100 g**	**VPE**
A µg	0,02	0,04	0,12	0,12	36	72	28	56	–	–
B1 mg	0,18	0,36	0,16	0,16	0,05	0,10	0,04	0,08	–	–
B2 mg	0,32	0,64	0,20	0,20	0,21	0,42	0,25	0,50	–	–
B3 mg	2,6	5,2	2,2	2,2	–	–	4,3	8,6	–	–
B5 mg	–	–	0,32	0,32	–	–	1,00	2,00	–	–
B6 mg	0,28	0,56	0,22	0,22	0,15	0,30	0,50	1,00	–	–
B9 µg	13	26	7	7	–	–	–	–	11	22
B12 µg	1,0	2,0	14,6	14,6	–	–	9,70	19,40	1	2
C mg	2	4	0,1	0,1	–	–	–	–	–	–
D µg	20	40	8	8	13	-26	30	60	–	–
E mg	–	–	0,9	0,9	–	–	1,2	2,4	–	–
H µg	–	–	10	10	–	–	5,10	10,20	–	–
Mengenelemente	**100 g**	**VPE**	**100 g**	**NG**	**100 g**	**VPE**	**100 g**	**VPE**	**100 g**	**VPE**
Calcium mg	17	34	82	82	38	76	35	70	22	44
Eisen mg	0,6	1,2	5,8	5,8	–	–	1,1	2,2	–	–
Kalium mg	217	434	184	184	98	196	343	686	410	820
Magnesium mg	21	42	40	40	12	24	32	64	–	–
Natrium mg	65	130	289	289	1030	2060	689	1378	481	962
Phosphor mg	223	446	157	157	149	298	256	512	–	–
Spurenelemente	**100 g**	**VPE**	**100 g**	**NG**	**100 g**	**VPE**	**100 g**	**VPE**	**100 g**	**VPE**
Chrom µg	10	20	55	55	–	–	–	–	2	4
Fluor µg	30	60	120	120	70	140	360	720	110	220
Jod µg	4	8	120	120	91	182	72	144	6	12
Kupfer µg	89	178	916	916	120	240	330	660	47	94
Mangan µg	25	50	140	140	–	–	–	–	39	78
Selen µg	31	62	28	28	–	–	–	–	35	70
Zink µg	2000	4000	22000	22000	530	1060	–	–	500	1000
Sonstiges	**100 g**	**VPE**	**100 g**	**NG**	**100 g**	**VPE**	**100 g**	**VPE**	**100 g**	**VPE**
kcal	281	562	66	66	210	420	224	448	110	220
kj	1174	2348	276	276	979	1958	938	1876	461	922
Nicht geeignet für										
Diabetiker Vegetarier Allergiker	Ungeeignet		Ungeeignet		Ungeeignet		Ungeeignet		Ungeeignet	

	Flussaal		Forelle		Garnele, Nordsee		Hering, Atlantik		Hering, Ostsee	
Vitamine	**100 g**	**VPE**	**100 g**	**VPE**	**100 g**	**VPE**	**100 g**	**VPE**	**100 g**	**VPE**
A µg	0,02	0,04	12	15	0,16	0,32	38	152	10	40
B1 mg	0,18	0,36	0,08	1,00	0,05	0,10	0,04	0,16	0,06	0,24
B2 mg	0,32	0,64	0,08	1,00	0,03	0,06	0,22	0,88	0,24	0,96
B3 mg	2,6	5,2	3,4	4,25	2,4	4,8	3,8	15,2	4,3	17,2
B5 mg			1,72	2,15	0,08	0,16	0,94	3,76	9,3	37,2
B6 mg	0,28	0,56	–	–	0,13	0,26	0,45	1,80	–	–
B9 µg	13	26	9,23	11,54	8,00	16,00	5,00	20,00	–	–
B12 µg	1,0	2,0	–	–	1,6	3,2	8,5	34,0	11,0	44,0
C mg	2	4	–	–	2	4	–	–	–	–
D µg	20	40	–	–	–	–	26,7	53,4	7,8	31,2
E mg	–	–	1,0	1,3	–	–	1,5	6,0	2,0	8,0
H µg	–	–	4,50	5,63	0,50	1,00	4,50	18,00	–	–
Mengenelemente	**100 g**	**VPE**	**100 g**	**VPE**	**100 g**	**VPE**	**100 g**	**VPE**	**100 g**	**VPE**
Calcium mg	17	34	12	15	92	184	34	136	68	272
Eisen mg	0,6	1,2	0,4	0,5	1,8	3,6	1,1	4,4	1,0	4,0
Kalium mg	217	434	413	516	266	532	360	1440	310	1240
Magnesium mg	21	42	27	34	67	144	31	124	22	88
Natrium mg	65	130	63	79	146	292	117	468	74	296
Phosphor mg	223	446	242	303	224	448	250	1000	210	840
Spurenelemente	**100 g**	**VPE**	**100 g**	**VPE**	**100 g**	**VPE**	**100 g**	**VPE**	**100 g**	**VPE**
Chrom µg	10	20	2	3	26	52	2	8	1	4
Fluor µg	30	60	30	38	160	320	–	–	100	400
Jod µg	4	8	3	4	130	260	40	160	50	200
Kupfer µg	89	178	150	188	1100	2200	123	492	12	48
Mangan µg	25	50	15	19	30	60	100	400	21	84
Selen µg	31	62	25	31	50	100	43	172	18	72
Zink µg	2000	4000	514	643	2170	4340	585	2340	–	–
Sonstiges	**100 g**	**VPE**	**100 g**	**VPE**	**100 g**	**VPE**	**100 g**	**VPE**	**100 g**	**VPE**
kcal	281	562	102	128	87	174	233	932	155	620
kj	1174	2348	428	535	364	728	975	3900	649	2596
Nicht geeignet für										
Diabetiker Vegetarier Allergiker	Ungeeignet		Ungeeignet		Ungeeignet		Ungeeignet		Ungeeignet	

	Hummer		Kabeljau (Dorsch)		Kaviar, echter		Lachs		Makrele	
Vitamine	**100 g**	**NG**	**100 g**	**VPE**	**100 g**	**Dose**	**100 g**	**VPE**	**100 g**	**NG**
A µg	0,21	0,21	7	14	560	280	89	178	30	30
B1 mg	0,13	0,13	0,06	0,12	–	–	0,20	0,40	0,14	0,14
B2 mg	0,09	0,09	0,05	0,10	–	–	0,18	0,36	0,35	0,35
B3 mg	1,8	1,8	2,3	4,6	–	–	8,2	16,4	10,0	10,0
B5 mg	2,4	2,4	0,26	0,52	–	–	1,02	2,04	0,46	0,46
B6 mg	1,18	1,18	0,20	0,40	–	–	–	–	0,50	0,50
B9 µg	16,1	16,1	7,96	15,92	–	–	3,4	6,8	1,24	1,24
B12 µg	1,0	1,0	1,2	2,4	–	–	2,9	5,8	9,0	9,0
C mg	5	5	2	4	–	–	–	–	–	–
D µg	–	–	1,30	2,60	5,87	2,94	16,3	32,6	4,0	4,0
E mg	1,5	1,5	1,0	2,0	–	–	0,9	1,8	1,3	1,3
H µg	4,5	4,5	2,2	4,4	–	–	7,4	14,8	4,3	4,3
Mengenelemente	**100 g**	**NG**	**100 g**	**VPE**	**100 g**	**Dose**	**100 g**	**VPE**	**100 g**	**NG**
Calcium mg	61	61	26	52	51	26	23	46	5	5
Eisen mg	1,0	1,0	0,3	0,6	1,4	0,7	1,0	2,0	1,2	1,2
Kalium mg	220	220	352	704	164	82	475	950	275	275
Magnesium mg	22	22	24	48	–	–	38	76	33	33
Natrium mg	270	270	72	144	1940	970	64	128	261	261
Phosphor mg	234	234	194	388	300	150	308	616	240	240
Spurenelemente	**100 g**	**NG**	**100 g**	**VPE**	**100 g**	**Dose**	**100 g**	**VPE**	**100 g**	**NG**
Chrom µg	–	–	1	2	–	–	–	–	1	1
Fluor µg	210	210	127	254	–	–	30	60	30	30
Jod µg	100	100	170	340	–	–	34	68	49	49
Kupfer µg	700	700	53	106	100	50	129	258	114	114
Mangan µg	34	34	17	34	50	25	14	28	31	31
Selen µg	130	130	27	54	–	–	26	52	39	39
Zink µg	1600	1600	399	798	950	475	511	1022	519	519
Sonstiges	**100 g**	**NG**	**100 g**	**VPE**	**100 g**	**Dose**	**100 g**	**VPE**	**100 g**	**NG**
kcal	81	81	76	152	244	122	289	578	271	271
kj	338	338	319	638	1020	510	1208	2416	1133	1133
Nicht geeignet für										
Diabetiker Vegetarier Allergiker	Ungeeignet		Ungeeignet		Ungeeignet		Ungeeignet		Ungeeignet	

	Mies-muscheln		Ölsardine		Schellfisch		Scholle		Seelachs	
Vitamine	**100 g**	**VPE**	**100 g**	**Dose**	**100 g**	**NG**	**100 g**	**NG**	**100 g**	**NG**
A µg	–	–	49	74	17	17	3	3	6	6
B1 mg	0,16	0,29	0,04	0,06	0,05	0,05	0,21	0,21	0,09	0,09
B2 mg	0,22	0,40	0,30	0,45	0,17	0,17	0,22	0,22	0,35	0,36
B3 mg	1,6	2,9	6,5	9,8	3,1	3,1	4,0	4,0	4,0	4,0
B5 mg	–	–	–	–	0,22	0,22	0,80	0,80	–	–
B6 mg	0,08	0,14	0,22	0,33	–	–	0,22	0,22	–	–
B9 µg	33,0	59	–	–	8,9	8,9	11,0	11,0	–	–
B12 µg	8,0	14,4	0,14	0,21	0,74	0,74	1,45	1,45	3,50	3,50
C mg	–	–	–	–	–	–	2	2	–	–
D µg	–	–	10,8	16,2	–	–	–	–	–	–
E mg	0,8	1,4	–	–	0,4	0,4	–	–	–	–
H µg	–	–	–	–	2,5	2,5	–	–	–	–
Mengenelemente	**100 g**	**VPE**	**100 g**	**Dose**	**100 g**	**NG**	**100 g**	**NG**	**100 g**	**NG**
Calcium mg	27	49	330	495	18	18	61	61	14	14
Eisen mg	5,1	9,2	2,7	4,1	0,9	0,9	–	–	1,0	1,0
Kalium mg	277	499	388	582	301	301	311	311	374	374
Magnesium mg	36	65	–	–	24	24	22	22	–	–
Natrium mg	290	522	366	549	116	116	104	104	81	81
Phosphor mg	250	450	434	651	176	176	198	198	300	300
Spurenelemente	**100 g**	**VPE**	**100 g**	**Dose**	**100 g**	**NG**	**100 g**	**NG**	**100 g**	**NG**
Chrom µg	2300	4140	–	–	–	–	–	–	–	–
Fluor µg	480	864	530	795	35	35	–	–	–	–
Jod µg	130	234	96	144	243	243	52	52	200	200
Kupfer µg	1800	3240	40	60	34	34	42	42	–	–
Mangan µg	180	324	–	–	20	20	30	30	–	–
Selen µg	56	101	29	44	29	29	33	33	31	31
Zink µg	105	189	–	–	300	300	529	529	–	–
Sonstiges	**100 g**	**VPE**	**100 g**	**Dose**	**100 g**	**NG**	**100 g**	**NG**	**100 g**	**NG**
kcal	57	103	222	333	77	77	86	86	81	81
kj	239	430	927	1391	322	322	358	358	340	340
Nicht geeignet für										
Diabetiker Vegetarier Allergiker	Ungeeignet		Ungeeignet		Ungeeignet		Ungeeignet		Ungeeignet	

	Seezunge		Steck-muscheln		Thunfisch		Thunfisch in Öl		Zander	
Vitamine	**100 g**	**NG**	**100 g**	**Glas**	**100 g**	**VPE**	**100 g**	**Dose**	**100 g**	**NG**
A µg	–	–	–	–	450	900	370	555	–	–
B1 mg	0,06	0,12	0,10	0,18	0,16	0,32	0,05	0,08	0,16	0,16
B2 mg	0,10	0,20	0,19	0,34	0,16	0,32	0,06	0,09	0,25	0,25
B3 mg	3,0	6,0	1,5	2,7	8,5	17,0	10,8	16,2	2,3	2,3
B5 mg	–	–	0,62	1,12	0,66	1,32	0,22	0,33	–	–
B6 mg	–	–	0,08	0,14	0,46	0,92	0,25	0,38	–	–
B9 µg	–	–	2,7	4,9	15,0	30,0	4,6	6,9	–	–
B12 µg			144,0	259,2	4,25	8,50	1,30	1,95	–	–
C mg	–	–	–	–	–	–	–	–	1	1
D µg	–	–	–		4,54	9,08	–	–	–	–
E mg	–	–	–	–	–	–	–	–	–	–
H µg	–	–	2,3	4,1	–	–	2,1	3,2		
Mengenelemente	**100 g**	**NG**	**100 g**	**Glas**	**100 g**	**VPE**	**100 g**	**Dose**	**100 g**	**NG**
Calcium mg	29	58	12	22	40	80	7	11	49	49
Eisen mg	0,8	1,6	0,6	11	1,0	2,0	1,2	1,8	0,8	0,8
Kalium mg	309	618	800	1440	–	–	248	372	377	377
Magnesium mg	49	98	63	113	–	–	28	42	50	50
Natrium mg	100	200	121	218	43	86	291	437	24	24
Phosphor mg	195	390	310	558	200	400	294	441	151	151
Spurenelemente	**100 g**	**NG**	**100 g**	**Glas**	**100 g**	**VPE**	**100 g**	**Dose**	**100 g**	**NG**
Chrom µg	2	4	80	144	–	–	–	–	1	1
Fluor µg	–	–	–	–	28	56	–	–	40	40
Jod µg	17	34	120	216	50	100	–	–	–	–
Kupfer µg	39	78	431	776	51	102	–	–	52	52
Mangan µg	–	–	–	–	30	60	–	–	75	75
Selen µg	24	48	–	–	82	164	–	–	24	24
Zink µg	570	1140	1600	2880	80	160	–	–	576	576
Sonstiges	**100 g**	**NG**	**100 g**	**Glas**	**100 g**	**VPE**	**100 g**	**Dose**	**100 g**	**NG**
kcal	83	166	54	97	226	452	283	425	83	83
kj	346	692	225	405	943	1886	1185	1778	348	348
Nicht geeignet für										
Diabetiker Vegetarier Allergiker	Ungeeignet		Ungeeignet		Ungeeignet		Ungeeignet		Ungeeignet	

VII Geflügel, Eier

	Brathuhn		Ente		Gans		Hühner-leber		Hühnerei, komplett	
Vitamine	**100 g**	**1 kg**	**100 g**	**1 kg**	**100 g**	**1 kg**	**100 g**	**NG**	**100 g**	**1 St**
A µg	10	100	–	–	65	650	12800	12800	272	163
B1 mg	0,08	0,80	0,30	3,00	0,12	1,20	0,32	0,32	0,13	0,08
B2 mg	0,16	1,60	0,20	2,00	0,26	2,60	2,49	2,49	0,41	0,25
B3 mg	6,8	68,0	3,5	35,0	6,4	64,0	11,6	11,6	0,1	0,1
B5 mg	0,96	9,60	–	–	–	–	7,16	7,16	1,60	0,96
B6 mg	0,50	5,00	–	–	0,58	5,80	0,80	0,80	0,08	0,05
B9 µg	12,0	120,0	–	–	4,0	40,0	380,0	380,0	67,0	40,2
B12 µg	0,40	4,00	–	–	–	–	25,0	25,0	1,86	1,12
C mg	3	30	–	–	–	–	28	28	–	–
D µg	–	–	–	–	–	–	1,30	1,30	2,93	1,76
E mg	0,1	1,0	–	–	–	–	0,4	0,4	2,0	1,2
H µg	2,0	20,0	–	–	–	–	–	–	25,0	15,0
Mengenelemente	**100 g**	**1 kg**	**100 g**	**1 kg**	**100 g**	**1 kg**	**100 g**	**NG**	**100 g**	**1 St**
Calcium mg	12	120	14	140	12	120	18	18	54	32
Eisen mg	1,8	18	2,5	25	1,9	19	7,4	7,4	2,0	1,2
Kalium mg	359	3590	270	2700	420	4200	218	218	147	88
Magnes. mg	37	370	22	220	23	230	13	13	12	7
Natrium mg	83	830	38	380	86	860	68	68	144	86
Phosphor mg	200	2000	187	1870	184	1840	240	240	214	128
Spurenelemente	**100 g**	**1 kg**	**100 g**	**1 kg**	**100 g**	**1 kg**	**100 g**	**NG**	**100 g**	**1 St**
Chrom µg	3	30	–	–		–	–	–	3	2
Fluor µg	33	330	–	–	–	–	–	–	110	66
Jod µg	–	–	–	–	4	40	–	–	10	7
Kupfer µg	42	420	242	2420	330	3300	322	322	65	39
Mangan µg	15	150	47	470	50	500	291	291	71	43
Selen µg	10	100	–	–	–	–	55	56	10	6
Zink µg	995	9950	1840	18400	1300	13000	3200	3200	1350	810
Sonstiges	**100 g**	**1 kg**	**100 g**	**1 kg**	**100 g**	**1 kg**	**100 g**	**NG**	**100 g**	**1 St**
kcal	166	1660	227	2270	342	3420	136	136	156	94
kj	695	6950	951	9510	1430	14300	567	567	651	391
Nicht geeignet für										
Diabetiker Vegetarier Allergiker	Ungeeignet		Ungeeignet		Ungeeignet		Ungeeignet		Veganer	

	Hühnerei, Eigelb		Hühnerei, Eiweiß		Hühnerei, getrocknet		Hühnereigelb, getrocknet		Truthahn, jung	
Vitamine	**100 g**	**1 St**	**100 g**	**1 St**	**100 g**	**VPE**	**100 g**	**VPE**	**100 g**	**1 kg**
A µg	886	177	–	–	800	1600	1100	2200	13	130
B1 mg	0,29	0,06	0,02	0,01	0,44	0,88	0,50	1,00	0,10	1,00
B2 mg	0,40	0,08	0,32	0,13	1,40	2,80	0,66	1,32	0,18	1,80
B3 mg	0,1	–	0,1	–	0,2	0,5	0,1	0,2	10,5	105,0
B5 mg	3,72	0,74	0,14	0,06	7,35	14,70	8,24	16,48	1,10	11,0
B6 mg	0,30	0,06	0,01	–	0,08	0,16	0,58	1,16	–	–
B9 µg	160,0	32,0	15,0	6,0	184,0	368,0	213,0	426,0	16,0	160,0
B12 µg	2,00	0,40	0,10	0,04	9,57	19,14	6,49	12,98	–	–
C mg	–	–	–	–	–	–	–	–	–	–
D µg	5,58	1,12	–	–	5,00	10,0	–	–	–	–
E mg	6,3	1,3	–	–	2,9	5,8	4,2	8,4	2,5	25,0
H µg	53,0	10,6	7,0	2,8	84,0	168,0	110,0	220,0	–	–
Mengenelemente	**100 g**	**1 St**	**100 g**	**1 St**	**100 g**	**VPE**	**100 g**	**VPE**	**100 g**	**1 kg**
Calcium mg	140	28	11	4	190	380	282	564	25	250
Eisen mg	0,2	0,1	1,0	0,4	8,8	17,6	14,0	28,0	1,4	14,0
Kalium mg	138	28	154	62	490	980	267	534	300	3000
Magnes. mg	16	3	12	5	46	92	28	56	27	270
Natrium mg	51	10	170	68	521	1042	91	182	63	630
Phosphor mg	590	118	21	8	757	1514	1120	2240	226	2260
Spurenelemente	**100 g**	**1 St**	**100 g**	**1 St**	**100 g**	**VPE**	**100 g**	**VPE**	**100 g**	**1 kg**
Chrom µg	6	1	–	–	–	–	12	24	1	10
Fluor µg	30	6	120	48	403	806	58	116	–	–
Jod µg	12	2	7	3	–	–	–	–	–	–
Kupfer µg	–	–	–	–	238	476	–	–	70	700
Mangan µg	125	25	40	16	–	—	242	484	19	190
Selen µg	19	4	5	2	37	74	37	74	5	50
Zink µg	3800	760	20	8	5000	10000	6150	12300	2400	24000
Sonstiges	**100 g**	**1 St**	**100 g**	**1 St**	**100 g**	**VPE**	**100 g**	**VPE**	**100 g**	**1 kg**
kcal	353	71	46	18	570	1140	669	1338	157	1570
kj	1476	295	193	77	2384	4768	2799	5598	658	6580
Nicht geeignet für										
Diabetiker Vegetarier Allergiker	Veganer		Veganer		Veganer		Veganer		Ungeeignet	

VIII Fleisch, Wild, Fleischwaren

	Hammel, Filet		Hammel, Leber		Hase, Wild		Kalb, Filet		Kalb, Kotelett	
Vitamine	**100 g**	**1 Port**	**100 g**	**1 Port**	**100 g**	**1 Port**	**100 g**	**1 Port**	**100 g**	**1 Port**
A µg	–	–	9500	17100	–	–	–	–	–	–
B1 mg	0,18	0,32	0,36	0,65	0,09	0,16	0,15	0,27	0,14	0,25
B2 mg	0,25	0,45	3,33	5,99	0,06	0,11	0,30	0,54	0,26	0,47
B3 mg	5,8	10,4	15,3	27,5	8,1	14,6	6,5	11,7	6,5	11,7
B5 mg	2,60	4,68	7,60	13,68	0,80	1,44	0,85	1,53	0,91	1,64
B6 mg	–	–	0,37	0,67	–	–	–	–	0,40	0,72
B9 µg	–	–	280,0	504,0	5,0	9,0	5,0	9,0	5,0	9,0
B12 µg	7,30	13,14	35,0	63,0	1,0	1,8	2,0	3,6	1,2	2,16
C mg	–	–	31	56	–	–	1	2	–	–
D µg	–	–	2,0	3,6	–	–	–	–	–	–
E mg	0,4	0,7	–	–	0,5	0,9	–	–	0,6	1,1
H µg	–	–	130,0	234,0	–	–	–	–	–	–
Mengenelemente	**100 g**	**1 Port**	**100 g**	**1 Port**	**100 g**	**1 Port**	**100 g**	**1 Port**	**100 g**	**1 Port**
Calcium mg	12	22	4	7	14	25	12	22	13	23
Eisen mg	1,8	3,2	12,4	22,3	2,8	5,0	–	–	2,1	3,8
Kalium mg	289	520	282	508	276	497	348	626	369	664
Magnesium mg	19	34	14	25	28	50	–	–	16	29
Natrium mg	94	169	95	171	50	90	95	171	93	167
Phosphor mg	162	292	364	655	220	396	200	360	195	351
Spurenelemente	**100 g**	**1 Port**	**100 g**	**1 Port**	**100 g**	**1 Port**	**100 g**	**1 Port**	**100 g**	**1 Port**
Chrom µg	4	7	–	–	–	–	–	–	–	–
Fluor µg	20	36	–	–	–	–	25	45	20	36
Jod µg	–	–	3	5	–	–	3	5	3	5
Kupfer µg	90	162	7640	13752	215	387	160	288	250	450
Mangan µg	13	23	330	594	40	72	30	54	30	54
Selen µg	1	2	–	–	17	31	4	7	–	–
Zink µg	2300	4140	4350	7830	2200	3960	3000	5400	2300	4140
Sonstiges	**100 g**	**1 Port**	**100 g**	**1 Port**	**100 g**	**1 Port**	**100 g**	**1 Port**	**100 g**	**1 Port**
kcal	112	202	133	239	113	203	95	171	112	202
kj	469	844	556	1019	474	853	397	715	470	846
Nicht geeignet										
Diabetiker Vegetarier Allergiker	Ungeeignet		Ungeeignet		Ungeeignet		Ungeeignet		Ungeeignet	

	Kalb, Leber		Kalb, Niere		Lamm, Filet		Lamm, Herz		Lamm, Leber	
Vitamine	**100 g**	**1 Port**	**100 g**	**1 Port**	**100 g**	**1 Port**	**100 g**	**1 Port**	**100 g**	**1 Port**
A µg	21900	39420	210	378	–	–	–	–	9500	17100
B1 mg	0,28	0,50	0,37	0,67	0,18	0,32	0,31	0,56	0,36	0,65
B2 mg	2,61	4,70	2,50	4,50	0,25	0,45	0,86	1,55	3,33	5,99
B3 mg	15,0	27	6,5	11,7	5,8	10,4	4,6	8,3	15,3	27,5
B5 mg	7,90	14,22	4,00	7,20	2,60	4,68	3,0	5,4	7,60	13,68
B6 mg	0,90	1,62	0,50	0,90	–	–	–	–	0,37	0,67
B9 µg	240,0	432	63,0	113,4	–	–	–	–	280	504
B12 µg	60,0	108	25,0	45,0	7,3	13,1	5,20	9,36	35,0	63
C mg	35	63	13	23	–	–	–	–	31	56
D µg	0,33	0,59	–	–	–	–	–	–	2,0	3,6
E mg	0,2	0,4	–	–	0,4	0,7	–	–	–	–
H µg	75	135	80	144	–	–	–	–	130	234
Mengenelemente	**100 g**	**1 Port**	**100 g**	**1 Port**	**100 g**	**1 Port**	**100 g**	**1 Port**	**100 g**	**1 Port**
Calcium mg	9	16	10	18	12	22	4	7	4	7
Eisen mg	7,9	14,2	11,5	20,7	1,8	3,2	6,1	11,0	12,4	22,3
Kalium mg	316	569	290	522	289	520	248	446	282	688
Magnesium mg	19	34	18	32	19	34	16	29	14	25
Natrium mg	87	157	200	360	94	169	118	212	95	171
Phosphor mg	306	551	260	468	162	292	160	288	364	655
Spurenelemente	**100 g**	**1 Port**	**100 g**	**1 Port**	**100 g**	**1 Port**	**100 g**	**1 Port**	**100 g**	**1 Port**
Chrom µg	–	–	–	–	4		1		–	–
Fluor µg	19	34	200	360	20	36	15	27	–	–
Jod µg	–	–	–	–	–	–	–	–	3	
Kupfer µg	5500	9900	370	666	90	162	450	810	7640	13752
Mangan µg	280	504	50	90	13	23	50	90	330	594
Selen µg	24	43	40	72	1	2	3	5	–	–
Zink µg	8400	15120	1800	3240	2300	4140	2100	3780	4350	7830
Sonstiges	**100 g**	**1 Port**	**100 g**	**1 Port**	**100 g**	**1 Port**	**100 g**	**1 Port**	**100 g**	**1 Port**
kcal	130	234	128	230	112	202	158	284	133	239
kj	543	977	534	961	469	844	661	1190	556	1001
Nicht geeignet für										
Diabetiker Vegetarier Allergiker	Ungeeignet		Ungeeignet		Ungeeignet		Ungeeignet		Ungeeignet	

	Rind, Filet		Rind, Herz		Rind, Leber		Rind, Niere		Rind, Roastbeef	
Vitamine	**100 g**	**1 Port**	**100 g**	**1 Port**	**100 g**	**1 Port**	**100 g**	**1 Port**	**100 g**	**1 Port**
A µg	–	–	6	11	15300	27540	330	594	15	27
B1 mg	0,10	0,18	0,53	0,95	0,30	0,54	0,30	0,54	0,09	0,16
B2 mg	0,13	0,23	0,88	1,58	2,90	5,22	2,26	4,07	0,19	0,34
B3 mg	4,6	8,3	6,8	12,2	13,6	24,5	6,2	11,2	5,2	9,4
B5 mg	1,00	1,8	2,78	5,00	7,30	13,14	3,85	6,93	0,33	0,59
B6 mg	0,50	0,90	0,28	0,50	0,71	1,28	0,39	0,70	–	–
B9 µg	10,0	18,0	–	–	592	1056	170	306	–	–
B12 µg	2,0	3,6	9,9	17,8	65,0	117	33,4	60,1	–	–
C mg	–	–	6	11	31	56	11	20	–	–
D µg	–	–	–	–	–	–	–	–	–	–
E mg	–	–	0,6	1,1	0,7	1,2	0,2	0,4	–	–
H µg	4,60	8,28	7,30	13,14	100	180	58	104,4	4,50	8,10
Mengenelemente	**100 g**	**1 Port**	**100 g**	**1 Port**	**100 g**	**1 Port**	**100 g**	**1 Port**	**100 g**	**1 Port**
Calcium mg	3	5	9	16	7	13	11	20	4	7
Eisen mg	2,3	4,1	5,1	9,2	6,5	11,7	9,5	17,1	2,1	3,8
Kalium mg	340	612	286	479	292	526	245	441	316	569
Magnesium mg	22	40	25	45	17	31	20	36	18	32
Natrium mg	42	76	108	194	116	209	235	423	53	95
Phosphor mg	164	295	195	351	352	634	248	446	149	268
Spurenelemente	**100 g**	**1 Port**	**100 g**	**1 Port**	**100 g**	**1 Port**	**100 g**	**1 Port**	**100 g**	**1 Port**
Chrom µg	–	–	1	2	5	9	2	4	–	–
Fluor µg	100	180	60	108	130	234	200	360	–	–
Jod µg	–	–	30	54	14	25	–	–	–	–
Kupfer µg	70	126	314	565	3150	5670	434	781	79	142
Mangan µg	20	36	33	59	332	598	110	198	–	
Selen µg	35	63	15	27	21	38	112	202	–	–
Zink µg	4410	7938	1400	2520	4830	8694	2080	3744	4070	7326
Sonstiges	**100 g**	**1 Port**	**100 g**	**1 Port**	**100 g**	**1 Port**	**100 g**	**1 Port**	**100 g**	**1 Port**
kcal	121	218	124	223	121	218	116	209	154	277
kj	505	909	517	931	505	909	485	873	643	1157
Nicht geeignet für										
Diabetiker Vegetarier Allergiker	Ungeeignet		Ungeeignet		Ungeeignet		Ungeeignet		Ungeeignet	

	Schwein, Filet		Schwein, Schnitzel		Schwein, Herz		Schwein, Leber		Schwein, Leberpastete	
Vitamine	**100 g**	**1 Port**	**100 g**	**1 Port**	**100 g**	**1 Port**	**100 g**	**1 Port**	**100 g**	**VPE**
A µg	–	–	–	–	9	16	39100	70380	950	1900
B1 mg	1,10	1,98	0,80	1,44	0,46	0,83	0,31	0,56	0,03	0,06
B2 mg	0,31	0,56	0,19	0,34	1,06	1,91	3,17	5,71	0,60	1,20
B3 mg	6,5	11,7	4,3	7,7	6,6	11,9	15,7	28,3	3,3	6,6
B5 mg	0,70	1,3	0,68	1,22	2,50	4,50	6,80	12,24	1,20	2,40
B6 mg	–	–	0,39	0,70	0,43	0,77	0,59	1,06	–	–
B9 µg	2,50	6,25	9,10	16,38	4,00	7,20	136	245	60	120
B12 µg	2,04	3,67	1,00	1,80	2,70	4,86	39,00	70,20	3,20	6,40
C mg	–	–	–	–	5	9	23	41	–	–
D µg	–	–	–	–	–	–	–	–	–	–
E mg	–	–	0,7		1,4		0,2		0,4	0,8
H µg	5,0	9,0	5,1	9,2	4,0	7,2	27,0	48,6	–	–
Mengenelemente	**100 g**	**1 Port**	**100 g**	**1 Port**	**100 g**	**1 Port**	**100 g**	**1 Port**	**100 g**	**VPE**
Calcium mg	2	4	9	16	20	36	10	18	10	20
Eisen mg	3,0	5,4	1,7	3,1	4,3	7,7	15,8	28,4	6,4	12,8
Kalium mg	348	626	292	526	257	463	350	630	173	246
Magnesium mg	22	40	21	38	20	36	21	38	15	30
Natrium mg	74	133	72	130	80	144	77	139	738	1476
Phosphor mg	173	311	172	310	176	317	362	652	191	382
Spurenelemente	**100 g**	**1 Port**	**100 g**	**1 Port**	**100 g**	**1 Port**	**100 g**	**1 Port**	**100 g**	**VPE**
Chrom µg	3	5	–	–	1	2	4	7	–	–
Fluor µg	10	18	60	108	60	108	290	522	–	–
Jod µg	5	9	–	–	3	5	14	25	–	–
Kupfer µg	87	157	310	558	410	738	1330	2394	400	800
Mangan µg	27	49	40	72	24	43	308	554	120	240
Selen µg	12	22	–	–	5	9	58	104	–	–
Zink µg	2400	4320	2600	4680	2200	3960	6350	11430	–	–
Sonstiges	**100 g**	**1 Port**	**100 g**	**1 Port**	**100 g**	**1 Port**	**100 g**	**1 Port**	**100 g**	**VPE**
kcal	104	187	106	191	91	164	124	223	314	628
kj	435	783	443	797	381	656	519	934	1315	2630
Nicht geeignet für										
Diabetiker Vegetarier Allergiker	Ungeeignet		Ungeeignet		Ungeeignet		Ungeeignet		Ungeeignet	

IX Fette, Öle, Sonstiges

	Butter		Butter-schmalz		Diät-margarine		Distelöl		Erdnussöl	
Vitamine	**100 g**	**500 g**	**100 g**	**500 g**	**100 g**	**500 g**	**100 g**	**1 EL**	**100 g**	**1 EL**
A µg	653	3265	890		520		–	–	–	–
B1 mg	0,01	0,05	–	–	–	–	–	–	–	–
B2 mg	0,02	0,10	–	–	–	–	–	–	–	–
B3 mg	–	–	–	–	–	–	–	–	–	–
B5 mg	47,0	235	–	–	–	–	–	–	–	–
B6 mg	0,01	0,05	–	–	–	–	–	–	–	–
B9 µg	–	–	–	–	–	–	–	–	–	–
B12 µg	–	–	–	–	–	–	–	–	–	–
C mg	–	–	–	–	–	–	–	–	–	–
D µg	1,24	6,20	–	–	2,50	12,5	–	–	–	–
E mg	2,2	11,0	3,6		–	–	48,0	7,2	26	3,9
H µg	–	–	–	–	–	–	–	–	–	–
Mengenelemente	**100 g**	**500 g**	**100 g**	**500 g**	**100 g**	**500 g**	**100 g**	**1 EL**	**100 g**	**1 EL**
Calcium mg	13	65	–	–	–	–	–	–	–	–
Eisen mg	0,1	0,5	–	–	–	–	–	–	0,1	0,02
Kalium mg	16	80	–	–	–	–	–	–	–	–
Magnesium mg	3	15	–	–	–	–	–	–	–	–
Natrium mg	5	25	–	–	39	195	–	–	–	–
Phosphor mg	21	105	–	–	–	–	–	–	–	–
Spurenelemente	**100 g**	**500 g**	**100 g**	**500 g**	**100 g**	**500 g**	**100 g**	**1 EL**	**100 g**	**1 EL**
Chrom µg	–	–	–	–	–	–	–	–	–	–
Fluor µg	–	–	–	–	–	–	–	–	–	–
Jod µg	–	–	10	50	–	–	–	–	–	–
Kupfer µg	–	–	10	50	3	15	3	0,45	–	–
Mangan µg							2	0,30		
Selen µg	–	–	–	–	–	–	–	–	–	–
Zink µg	–	–	–	–	–	–	–	–	–	–
Sonstiges	**100 g**	**500 g**	**100 g**	**500 g**	**100 g**	**500 g**	**100 g**	**1 EL**	**100 g**	**1 EL**
kcal	754	3770	897	4485	722	3610	899	135	895	134
kj	3156	15780	3752	18760	3019	15095	3762	564	3746	562
Nicht geeignet für										
Diabetiker										
Vegetarier			Ungeeignet							
Allergiker	Milchallergie		Milchallergie							

	Honig		Kakaopulver		Kokosfett		Margarine		Marzipan	
Vitamine	**100 g**	**1 TL**	**100 g**	**VPE**	**100 g**	**500 g**	**100 g**	**500 g**	**100 g**	**VPE**
A µg	–	–	–	–	–	–	600	3000	–	–
B1 mg	0,03	0,01	0,10	0,25	–	–	–	–	0,10	0,08
B2 mg	0,05	0,01	0,40	1,00	–	–	–	–	0,45	0,36
B3 mg	0,1	0,02	2,7	6,75	–	–	–	–	1,5	1,2
B5 mg	0,07	0,01	–	–	–	–	–	–	0,35	0,28
B6 mg	–	–	0,10	0,25	–	–	–	–	0,60	0,48
B9 µg	–	–	–	–	–	–	–	–	–	–
B12 µg	–	–	–	–	–	–	–	–	–	–
C mg	1	0,2	–	–	–	–	–	–	2	1,6
D µg	–	–	–	–	–	–	2,5	12,5	–	–
E mg	–	–	0,9	2,25	0,6	3,0	13,6	68	–	–
H µg	–	–	–	–	–	–	–	–	2,0	1,6
Mengenelemente	**100 g**	**1 TL**	**100 g**	**VPE**	**100 g**	**500 g**	**100 g**	**500 g**	**100 g**	**VPE**
Calcium mg	5	1	114	285	2	10	10	50	43	34
Eisen mg	1,0	0,2	12,0	30,0	–	–	–	–	2,0	1,6
Kalium mg	45	9	1920	4800	2	10	7	35	210	168
Magnesium mg	3	0,6	414	1035	–	–	13	65	120	96
Natrium mg	2	0,5	17	43	2	10	101	505	5	4
Phosphor mg	20	4	656	1640	1	5	10	50	220	176
Spurenelemente	**100 g**	**1 TL**	**100 g**	**VPE**	**100 g**	**500 g**	**100 g**	**500 g**	**100 g**	**VPE**
Chrom µg	13	2,6	159	398	–	–	–	–	–	–
Fluor µg	7	1,4	120	300	–	–	–	–	–	–
Jod µg	1	0,2	3	8	–	–	–	–	–	–
Kupfer µg	90	18	3810	9525	–	–	–	–	80	64
Mangan µg	30	6	2500	6250	–	–	–	–	–	–
Selen µg	–	–	–	–	–	–	–	–	–	–
Zink µg	350	70	8200	20500	–	–	–	–	1500	1200
Sonstiges	**100 g**	**1 TL**	**100 g**	**VPE**	**100 g**	**500 g**	**100 g**	**500 g**	**100 g**	**VPE**
kcal	327	65	340	850	894	4470	722	3610	493	394
kj	1367	273	1423	3558	3741	18705	3023	7558	2063	1650
Nicht geeignet für										
Diabetiker Vegetarier Allergiker									Ungeeignet	

	Olivenöl		Salz, Tafel		Salz, jodiert		Schokolade, Vollmilch		Schweineschmalz	
Vitamine	**100 g**	**1 EL**	**100 g**	**VPE**	**100 g**	**VPE**	**100 g**	**1 T**	**100 g**	**250 g**
A µg	120	24	–	–	–	–	53	53	–	–
B1 mg	–	–	–	–	–	–	0,10	0,10	–	–
B2 mg	–	–	–	–	–	–	0,35	0,35	–	–
B3 mg	–	–	–	–	–	–	0,4	0,4	–	–
B5 mg	–	–	–	–	–	–	0,90	0,90	–	–
B6 mg	–	–	–	–	–	–	–	–	–	–
B9 µg	–	–	–	–	–	–	10,0	10,0	–	–
B12 µg	–	–	–	–	–	–	–	–	–	–
C mg	–	–	–	–	–	–	–	–	–	–
D µg	–	–	–	–	–	–	–	–	–	–
E mg	13,2	2,64	–	–	–	–	1,9	1,9	1,5	3,8
H µg			–	–	–	–	3,0	3,0		
Mengenelemente	**100 g**	**1 EL**	**100 g**	**VPE**	**100 g**	**VPE**	**100 g**	**1 T**	**100 g**	**250 g**
Calcium mg	1	0,2	–	–	–	–	245	245	–	–
Eisen mg	0,1	0,02	–	–	–	–	3,0	3,0	0,1	0,3
Kalium mg	–	–	–	–	–	–	465	465	1	2,5
Magnesium mg	–	–	–	–	–	–	70	70	–	–
Natrium mg	1	0,2	–	–	–	–	58	58	1	2,5
Phosphor mg	–	–	–	–	–	–	235	235	2	5
Spurenelemente	**100 g**	**1 EL**	**100 g**	**VPE**	**100 g**	**VPE**	**100 g**	**1 T**	**100 g**	**250 g**
Chrom µg	–	–	–	–	–	–	6	6	–	–
Fluor µg	–	–	–	–	–	–	75	75	–	–
Jod µg	–	–	18	4,5	2000	5000	6	6	10	25
Kupfer µg	–	–	–	–	–	–	453	453	15	38
Mangan µg	–	–	–	–	–	–	240	240	–	–
Selen µg	–	–	–	–	–	–	3	3	–	–
Zink µg	–	–	–	–	–	–	1700	1700	–	–
Sonstiges	**100 g**	**1 EL**	**100 g**	**VPE**	**100 g**	**VPE**	**100 g**	**1 T**	**100 g**	**250 g**
kcal	897	179	–		–		531	531	898	2245
kj	3754	751	–		–		2221	2221	3756	9390
Nicht geeignet für										
Diabetiker							Ungeeignet			
Vegetarier							Veganer		Ungeeignet	
Allergiker							Milchallergie			

	Sesamöl		Sojaöl		Sonnen-blumenöl		Walnussöl		Zucker	
Vitamine	**100 g**	**1 EL**	**100 g**	**1 EL**	**100 g**	**1 EL**	**100 g**	**1 EL**	**100 g**	**1 TL**
A µg	–	–	583		4		–	–	–	–
B1 mg	–	–	–	–	–	–	–	–	–	–
B2 mg	–	–	–	–	–	–	–	–	–	–
B3 mg	–	–	–	–	–	–	–	–	–	–
B5 mg	–	–	–	–	–	–	–	–	–	–
B6 mg	–	–	–	–	–	–	–	–	–	–
B9 µg	–	–	–	–	–	–	–	–	–	–
B12 µg	–	–	–	–	–	–	–	–	–	–
C mg	–	–	–	–	–	–	–	–	–	–
D µg	–	–	–	–	–	–	–	–	–	–
E mg	28,3	5,7	29,0	5,8	50,0	10	8,0	1,6	–	–
H µg									–	–
Mengenelemente	**100 g**	**1 EL**	**100 g**	**1 EL**	**100 g**	**1 EL**	**100 g**	**1 EL**	**100 g**	**1 TL**
Calcium mg	–	–	–	–	–	–	–	–	2	0,2
Eisen mg	–	–	–	–	–	–	–	–	–	–
Kalium mg	–	–	–	–	–	–	–	–	2	0,2
Magnesium mg	–	–	–	–	–	–	–	–	–	–
Natrium mg	–	–	–	–	–	–	–	–	0,01	–
Phosphor mg	–	–	–	–	–	–	–	–	–	–
Spurenelemente	**100 g**	**1 EL**	**100 g**	**1 EL**	**100 g**	**1 EL**	**100 g**	**1 EL**	**100 g**	**1 TL**
Chrom µg	–	–	–	–	–	–	–	–	–	–
Fluor µg	–	–	–	–	–	–	–	–	–	–
Jod µg	–	–	–	–	–	–	–	–	–	–
Kupfer µg	–	–	–	–	–	–	–	–	–	–
Mangan µg	–	–	–	–	–	–	–	–	–	–
Selen µg	–	–	–	–	–	–	–	–	–	–
Zink µg	–	–	–	–	–	–	–	–	–	–
Sonstiges	**100 g**	**1 EL**	**100 g**	**1 EL**	**100 g**	**1 EL**	**100 g**	**1 EL**	**100 g**	**1 TL**
kcal	896	179	899	180	898	180	896	179	400	80
kj	3747	749	3762	752	3758	752	3747	749	1680	336
Nicht geeignet für										
Diabetiker Vegetarier Allergiker									Ungeeignet	

X Getränke

	Bier, alkoholfrei		Malzbier		Pilsener		Rotwein, leicht		Weißwein, halbtrocken	
Vitamine	**100 g**	**1 Glas**	**100 g**	**1 Glas**	**100 g**	**1 Glas**	**100 g**	**1 Glas**	**100 g**	**1 Glas**
A µg	–	–	–	–	–	–	–	–	–	–
B1 mg	0,01	–	–	–	–	–	–	–	–	–
B2 mg	0,02	0,01	0,03	0,01	0,3	0,01	–	–	–	–
B3 mg	0,62	0,12	0,53	0,11	0,79	0,16	–	–	–	–
B5 mg	–	–	–	–	–	–	–	–	–	–
B6 mg	0,04	0,1	–	–	0,06	0,02	–	–	–	–
B9 µg	–	–	–	–	–	–	–	–	–	–
B12 µg	–	–	–	–	–	–	–	–	–	–
C mg	–	–	–	–	–	–	–	–	–	–
D µg	–	–	–	–	–	–	–	–	–	–
E mg	–	–	–	–	–	–	–	–	–	–
H µg										
Mengenelemente	**100 g**	**1 Glas**	**100 g**	**1 Glas**	**100 g**	**1 Glas**	**100 g**	**1 Glas**	**100 g**	**1 Glas**
Calcium mg	5	1	4	1	4	1	10	2	6	2
Eisen mg	–	–	0,1	–	–	–	0,5	0,1	0,5	0,1
Kalium mg	40	8	27	5	50	10	100	20	90	18
Magnesium mg	7	1	7	1	10	2	–	–	8	2
Natrium mg	3	1	7	1	3	1	2	1	1	–
Phosphor mg	20	4	17	3	31	6	6	1	10	2
Spurenelemente	**100 g**	**1 Glas**	**100 g**	**1 Glas**	**100 g**	**1 Glas**	**100 g**	**1 Glas**	**100 g**	**1 Glas**
Chrom µg	–	–	–	–	–	–	–	–	–	–
Fluor µg	–	–	–	–	–	–	30	6	30	6
Jod µg	–	–	–	–	–	–	–	–	–	–
Kupfer µg	5	1	8	2	10	2	80	16	70	14
Mangan µg	16	3	13	3	16	3	180	36	140	28
Selen µg	–	–	–	–	–	–	–	–	–	–
Zink µg	8	2	5	1	6	1	180	36	230	46
Sonstiges	**100 g**	**1 Glas**	**100 g**	**1 Glas**	**100 g**	**1 Glas**	**100 g**	**1 Glas**	**100 g**	**1 Glas**
kcal	25	5	48	10	43	8	74	15	65	13
kj	105	21	199	40	173	35	311	62	273	55
Nicht geeignet für										
Diabetiker										
Vegetarier										
Allergiker										

Tipps für Einkauf, Lagerung und Zubereitung

Der Einkauf bereitet häufig erste Probleme

Die seit fast zwei Jahrzehnten meist gleich lautenden offiziell verbreiteten Empfehlungen der DGE und anderer Institutionen lesen sich auf den ersten Blick recht sinnvoll: *»Versuchen Sie fünf Portionen (eine Portion ist etwa eine Hand voll) Gemüse und Obst am Tag zu essen …«* und zum Einkauf heißt es: *»Möglichst erntefrisches Gemüse und Obst der Saison kaufen und so schnell wie möglich verzehren.«*

So die akademische Theorie, doch wie sieht es im Alltag von Millionen Menschen bei der Einkaufspraxis wirklich aus? Wie die offiziellen Arbeitslosenzahlen uns monatlich verkünden, sind fast fünf Millionen Menschen ohne eigenes Einkommen. In der Realität wird bereits offen von mehr als sieben Millionen Menschen gesprochen, die kein ausreichendes Monatseinkommen erwirtschaften können. Sie alle müssen mit relativ bescheidenen finanziellen Mitteln auskommen, für sie sind solche Tipps völlig unrealistisch. Wie soll man sich von rund 350,– € im Monat insgesamt 150 Portionen frisches Obst oder Gemüse kaufen? Setzt man »eine Hand voll« bei zweihundert Gramm an, so ist das eine Menge von dreißig Kilogramm. Bei den heutigen Wochenmarktpreisen macht das einen Gesamtbetrag von rund 110,– € aus. Nun folgen wir noch dem zweiten Gesundheitstipp der DGE: *»Essen Sie täglich einen 250 g-Becher Joghurt oder ein anderes Milchprodukt oder trinken Sie einen Viertelliter Milch, zum Beispiel auch im Milchkaffee, und essen Sie zwei Scheiben Käse.«*

Nun kommen auch noch rund 7,5 kg Joghurt und 2 kg Käse pro Monat hinzu. Weiterhin noch 6 bis 8 Portionen Seefisch und mindestens 2 Liter Rapsöl. Jetzt sind wir bereits bei etwa 200,– € und haben noch keine anderen Nahrungsmittel, die zu einer abwechslungsreichen Ernährung gehören, wie etwa Brot, Kartoffeln oder Fleisch. An Getränke haben wir noch gar nicht gedacht, ebenso wenig an Hygieneartikel, von Kleidern und Schuhen ganz zu schweigen. Dann kommt noch das Porto für die zahllosen Bewerbungsschreiben und so weiter. Man benötigt keinen Taschenrechner, um all diese Empfehlungen für die betroffenen Menschen rasch als rein theoretisch zu verwerfen.

Doch auch die arbeitende Mehrheit kann den Empfehlungen kaum folgen. Wer nicht gerade Rentner ist oder über die Möglichkeit verfügt, seine Arbeitszeit frei zu gestalten, steht vor dem Problem, stets am frühen Abend, also direkt nach Arbeitsende, einkaufen zu müssen. Da gibt es sehr selten einen Markt mit frischem Obst oder Gemüse. Wie die steigenden Umsatzzahlen der Supermarktketten zeigen, wird immer mehr dort eingekauft. Das große Sterben der kleinen Ladengeschäfte zeigt diesen kaum aufhaltbaren Trend noch deutlicher. Obwohl die meisten Filialleiter so weit wie möglich frische Ware in den Regalen anbieten, sieht das »Abendangebot« von Obst und Gemüse in vielen Fällen nicht immer sehr ansprechend aus. Meist hat man nicht mehr die volle Auswahl und muss nehmen, was noch da liegt. Wer jetzt noch die so oft angesprochene Qualitätskontrolle durchführt, greift in seiner Verzweiflung lieber zu einer Konserve oder zur Tiefkühlware.

Immer frisch oder auch als Konserve?

Wer sich letztendlich für Obst und Gemüse aus Dose oder Glas entscheidet, muss in Kauf nehmen, dass diese Lebensmittel meist erhitzt worden sind. Wie aber bereits angesprochen, reagieren einige Vitamine und Mineralstoffe äußerst negativ auf Hitze. Sie werden mehr oder weniger reduziert. Dies gilt es zu bedenken, wenn man seinen Ernährungsplan bewusst zusammenstellen will.

Anders sieht es bei tiefgekühlter Ware aus, meist kurz als TK-Ware bezeichnet. Durch die modernen Möglichkeiten des Schockgefrierens werden die meisten Inhaltsstoffe nicht merklich geschädigt. Hinzu kommt, dass der größte Teil der Vitalstoffe nicht besonders empfindlich auf Kälte reagieren. Die TK-Ware bietet somit die beste Alternative zu frischem Obst und Gemüse und hat noch den Vorteil, dass sie wesentlich längere Lagerzeiten ermöglicht als Frischware. Der einzige Nachteil ist, dass man wenig über das ursprüngliche Produkt weiß und sich auf die Angaben verlassen muss, die sich auf der Verpackung befinden.

Für Menschen, die ein wenig Arbeit nicht scheuen und über eine Gefriertruhe oder einen Gefrierschrank verfügen, bietet sich so die Möglichkeit, doch nicht ganz auf frische natürliche Lebensmittel zu verzichten. Sie können zum Beispiel am Samstag auf dem Wochenmarkt oder direkt beim Bauern frische Ware in größeren Mengen einkaufen. Viele Menschen machen das bereits und fahren alle zwei Wochen oder einmal im Monat aufs Land. Einen Teil der so erworbenen Lebensmittel essen sie dann über das Wochenende, der Rest wird eingefroren und bis zum nächsten Großeinkauf verzehrt.

Meist wird empfohlen, bestimmte Gemüsearten vor dem Einfrieren zu blanchieren, besonders Broccoli und Spinat. In der Praxis hat sich gezeigt, dass ein Schockgefrieren, also das Einfrieren mit hohem Kältegrad, solche Vorarbeiten unnötig macht, wenn man die tief gefrorenen Nahrungsmittel nur wenige Wochen aufbewahrt. Wichtig ist aber, Gemüse und Obst vor dem Einfrieren zu putzen und in Portionsverpackungen in die Gefriertruhe zu geben. Mehrmaliges Auftauen und erneutes Einfrieren verdirbt die Ware.

Noch ein wichtiger Tipp: Beschriften Sie stets jede Portion, wenn Sie diese in den Gefrierschrank geben. Zum einen weiß man oft nach mehreren Wochen nicht mehr, wann man bestimmte Dinge eingefroren hat, und auch Tiefgefrorenes hält nicht ewig. Zum anderen kann man viele Dinge nicht mehr exakt voneinander unterscheiden, wenn die Verpackung zugefroren ist. Sind das nun Himbeeren oder Erdbeeren? Diese Frage haben sich bereits ungezählte Menschen gestellt, die eine Beschriftung vergessen hatten.

Wer bereits gefrorene TK-Ware kauft, sollte bedenken, dass die so genannte Kühlkette möglichst nicht unterbrochen wird. Es ist falsch, TK-Ware zu kaufen und dann damit noch längere Einkaufstouren zu unternehmen, ehe man heimfährt. Es empfiehlt sich, für den Transport vom Laden in die heimische Wohnung eine Kühltasche oder Kühlbox zu verwenden, in die man vorher eiskalte Kühlakkus legt. So geht man sicher, dass die Lebensmittel auf dem Heimweg nicht verderben.

Und ein abschließender Tipp für Käufer von frischem Obst: Reifes Obst enthält meist wesentlich höhere Anteile von bioaktiven Substanzen als unreifes.

Vor allem Vitamine können rasch verderben, wenn man die Nahrungsmittel falsch lagert

Bereits unsere Vorfahren wussten, dass Licht, Hitze und Sauerstoff die meisten Lebensmittel rasch verderben lassen. Deshalb entwickelten sie alle nur erdenklichen Hilfsmittel, um Nahrung möglichst dunkel und kühl zu lagern. Sie wussten zwar noch nicht so viel über Vitamine und Mineralstoffe wie wir modernen Menschen, doch die Praxis im Umgang mit ihrer täglichen Nahrung hatte ihnen diese Erkenntnisse vermittelt. Leider gingen viele der altbewährten Erfahrungswerte im Verlauf der Jahrhunderte wieder verloren. So war die Bequemlichkeit wichtiger, die eingemachten Nahrungsmittel von außen sehen zu können, als der Schutz vor Licht – man verwendete Einmachgläser aus durchsichtigem Glas. Dass dies falsch ist, hat uns die moderne Wissenschaft inzwischen bewiesen. Zahlreiche Vitamine reagieren sehr empfindlich auf Licht. Folglich sind braune oder grüne Einmachgläser wesentlich sinnvoller. Dies gilt auch für andere Verpackungen wie etwa Plastikschüsseln und Ähnliches.

Neben der Verpackung ist auch der Ort der Lagerung mitentscheidend für eine lange Haltbarkeit. Der Tipp, Lebensmittel in einem kühlen, trockenen und gut belüfteten Keller aufzubewahren, kann nur von Eigenheimbesitzern beherzigt werden. Wer in einem Mietshaus wohnt, hat oft nur einen Kellerverschlag mit luftdurchlässiger Tür. Häufig befindet sich der Heizraum in der Nähe, der die Kellertemperatur erhöht. Dies gilt auch für Wasch- und Trockenräume im Keller.

Wer nicht über ideale Kellerräume verfügt, sollte entweder die zuvor bereits beschriebenen Möglichkeiten des Einfrierens nutzen oder Nahrungsmittel nur in den Mengen einkaufen, die in wenigen Tagen verzehrt werden können. Für diesen Zeitraum bietet sich der Kühlschrank an. Dies gilt auch für Obst und Gemüse. Die meisten Kühlschränke haben im unteren Bereich spezielle Schubladen dafür. Der häufig erteilte Hinweis, dass man Obst und Gemüse vor allem in den warmen Sommertagen in den Kühlschrank legen sollte, ist jedoch unsinnig. Da wir heute im Winter nicht mehr mit dicken Pelzen in kalten Höhlen hausen, sondern unsere Wohnräume heizen, ist die Wohntemperatur über das gesamte Jahr hinweg zu hoch für die Lagerung von Lebensmitteln wie Obst, Gemüse, Fisch, Fleisch und Wurstwaren ohne Kühlung.

Das noch von meiner Großmutter angewendete Verfahren, Obst und Gemüse in Schalen mit Wasser zu legen, um es so »frischer« zu halten, hat sich inzwischen als Trugschluss erwiesen. Beim Wässern dieser Lebensmittel werden oft wichtige Inhaltsstoffe ausgewaschen, die beim Verzehr später nicht mehr zur Verfügung stehen. Gemüse und Obst sollten erst kurz vor dem Verzehr gewaschen und geputzt werden.

Oft verlieren Nahrungsmittel an Qualität und Inhaltsstoffen, wenn man sie nicht richtig zubereitet

Die häufigsten Fehler in deutschen Küchen betreffen die Koch- oder Garzeit so wie die benötigte Temperatur. Wie bereits mehrfach angesprochen, sind vor allem Vitamine sehr hitzeempfindlich. Bei zu langem Kochen oder Braten, aber auch beim Garen gehen oft die größten Anteile verloren. So kann zum Beispiel das so wichtige Vitamin C bei Temperaturen noch unter dem Siedepunkt von Wasser ganz abgebaut werden – bereits zwischen 50 und 70 Grad Celsius reduzieren das Vitamin rasch. Beim Kochen oder Garen von Kohl sinkt der Vitamingehalt im Produkt. Die Vitaminanteile werden ausgewaschen und befinden sich dann im Kochwasser. Schüttet man es anschließend weg, sind auch die Vitamine unwiederbringlich verloren. In solchen Fällen empfiehlt es sich, das Kochwasser bei der weiteren Speisezubereitung nach Möglichkeit zu verwenden. Dies ist auch ein Grund dafür, warum in Europa vor allem Gemüsesuppen seit Jahrhunderten als Gesundheit erhaltend geschätzt werden. Sie enthalten in der Flüssigkeit noch die meisten Vitaminanteile.

In der asiatischen Küche bietet die Zubereitung von Speisen in einem Wok die sicherste Gewähr für eine gesunde Ernährung. Es wird nur sehr wenig Flüssigkeit hinzugegeben, man nutzt dazu die austretenden Säfte, die dann auch in der jeweiligen Mahlzeit verbleiben.

Negativ wirkt sich ein Trend aus, der in der so genannten feinen Küche in den letzten Jahrzehnten immer ausgeprägter wurde. Die Rede ist von den »klaren Suppen«: Die Brühe wird vor dem Servieren noch durch besonders feine Siebe oder Tücher gefiltert. Bei diesem Vorgang werden aber auch die wichtigen Inhaltsstoffe herausgefiltert, die in den Schwebstoffen stecken und in den letzten Jahren immer wichtiger in der Ernährungsforschung geworden sind: Biostoffe oder sekundäre Pflanzenstoffe. Diese stecken in den meisten Fällen in oder direkt unter der Schale. Der alte Spruch: »*Kind, iss die Schale mit, die ist gesund*«, trifft auch heute noch zu, mit einigen geringen Einschränkungen: Durch sauren Regen und Pestizide von oben und im Boden sollte man heute Früchte nicht mehr direkt nach dem Ernten verzehren. Nur nach gründlichem, mehrmaligem Waschen und bei größeren Früchten wie Äpfeln auch nach dem Bürsten der Außenhaut sind frische Früchte heute noch sorgenfrei zu verzehren. Doch dann können sie alle Kraft ihrer Mineralstoffe, Vitamine und anderer Vitalstoffe voll entfalten.

Natürliche Nahrungsmittel beinhalten noch weitere Gesundheitshelfer

Biostoffe

Biostoffe, besser bekannt als sekundäre Pflanzenstoffe, sind Stoffe, die Pflanzen zu ihrem eigenen Schutz bilden. In der Forschung geht man inzwischen davon aus, dass viele dieser Stoffe auch den menschlichen Organismus schützen können. Die wissenschaftlichen Untersuchungen werden weltweit mit Hochdruck betrieben. Es wurden bereits erste positive Ergebnisse erzielt und veröffentlicht. Bisher hat man etwa 30.000 verschiedene Biostoffe entdecken können, davon etwa ein Drittel in essbaren Pflanzen. In jeder Obst- oder Gemüseart befindet sich eine andere, ganz spezielle Zusammensetzung dieser bioaktiven Stoffe. Die Funktionen und Wirkweisen der Biostoffe sind völlig unterschiedlich, ihr Zusammenwirken ist erst zu einem kleinen Teil entschlüsselt. Man weiß inzwischen, dass einige dieser Stoffe für das Wachstum zuständig sind, andere wiederum für die Farbe oder den Duft. Wieder andere schützen die Pflanze vor Pilzen, Bakterien oder anderen Schädlingen. In der Wissenschaft werden die Biostoffe vor allem auf ihre Wirksamkeit zum Schutz vor Krebs und bei der Behandlung von Krebserkrankungen beim Menschen untersucht, wobei bereits erste Erfolg versprechende Ansätze gefunden wurden.

Bisher hat man die erkannten sekundären Pflanzenstoffe nach ihrer Struktur in zehn unterschiedliche Gruppen eingeteilt. Die bekanntesten sind:

Carotinoide

Carotinoide sind pflanzliche Farbstoffe, die vor allem in gelben bis roten Früchten und Gemüsesorten vorkommen, aber auch in Broccoli, Grünkohl, Wirsing, Spinat und anderem grünen Gemüse nachgewiesen wurden. Rund 600 verschiedene Substanzen konnten dieser Gruppe inzwischen zugeordnet werden. Ihre antioxidativen und Krebs vorbeugenden Wirkungen sind mittlerweile wissenschaftlich nachgewiesen. Sie sollen auch dem Herzinfarkt vorbeugen und das Immunsystem stärken.

Flavonoide

Flavonoide sind ebenfalls Farbstoffe von Pflanzen, die ihnen zu einer dunkelroten über violetten bis hin zur blauen Färbung verhelfen. Das Wirkspektrum dieser Biostoffe wird als besonders groß eingeschätzt. Flavonoide schützen die Pflanzen, indem sie das Wachstum von Bakterien und Viren hemmen und die Zellen vor den so genannten freien Radikalen schützen. Beim Menschen sollen sie vor Krebs und Herzinfarkt schützen, Entzündungen hemmen und eine bessere Blutgerinnung bewirken.

Glucosinolate

Diese Geschmacksstoffe sind in hohen Konzentrationen in allen Kohlarten, in Radieschen, Rettich und Kresse zu finden. Medizinisch betrachtet sollen sie die körpereigene Entgiftung anregen, Infektionen vorbeugen, das Wachstum bestimmter

Mikroorganismen verringern und die Entstehung von Magengeschwüren mindern.

Phytinsäure

Dieser in Getreide und Hülsenfrüchte enthaltene Biostoff wurde lange Zeit als eher schädlich und in der Nahrung unerwünscht angesehen. Die Gründe liegen in der Bindung von Eisen und Zink im Dünndarm so wie der starken Beeinträchtigung mehrerer verschiedener Verdauungsenzyme. In neuen Untersuchungen fand man aber heraus, dass die Phytinsäure im Dickdarm antioxidativ wirkt.

Phytoöstrogene

Bei Phytoöstrogenen handelt es sich um pflanzliche Hormone, die den Sexualhormonen des Menschen ähneln. Größere Konzentrationen finden sich in Vollkornprodukten, Getreide und Hülsenfrüchten. Sie sollen vor Krebsarten schützen, die man den hormonell bedingten zuordnet. Hierzu gehören unter anderen Brust- und Gebärmutterkrebs bei Frauen sowie Prostatakrebs bei Männern.

Phytosterine

Diese Stoffe ähneln dem Cholesterin und konkurrieren damit. Man nimmt an, dass sie deshalb im menschlichen Körper den Cholesterinspiegel senken können. Man findet sie hauptsächlich in Nüssen, Sonnenblumenkernen, Sesam und Sojabohnen.

Protease-Inhibitoren

Vor allem in eiweißreichen Pflanzen wie Kartoffeln, Hülsenfrüchten und Getreide sind diese Biostoffe zu finden. Sie hemmen die Zerlegung von Proteinen, wirken Blutzucker regulierend und schützen vor freien Radikalen.

Saponine

So wird eine Gruppe pflanzlicher Geschmacksstoffe bezeichnet, die vor allem in Hülsenfrüchten und Spinat vorkommen. Sie stärken die körpereigenen Abwehrkräfte, wirken positiv auf den Cholesterinspiegel und senken das Risiko, an Darmkrebs zu erkranken.

Sulfide

So werden schwefelhaltige Verbindungen genannt, die vor allem in Liliengewächsen vorkommen. Hierzu zählen Knoblauch, Lauch, Spargel und Zwiebeln. Neben der bereits mehrfach angesprochenen, das Krebsrisiko senkenden Wirkung der sekundären Pflanzenstoffe sollen Sulfide auch das Wachstum von Bakterien vermindern.

Terpene

Terpene ist die Bezeichnung für eine Gruppe von Aromastoffen, die vor allem in Kräutern, Gewürzen und ätherischen Ölen zu finden sind. Am bekanntesten ist wohl das Menthol des

Pfefferminzöls. Terpene sollen das allgemeine Krebsrisiko senken können.

Was sind Enzyme?

Enzyme sind Eiweißketten, die an nahezu allen biochemischen Prozessen im Körper beteiligt sind. Sie können sowohl durch die Nahrung aufgenommen als auch im Körper selbst gebildet werden. Leider nimmt die körpereigene Enzymbildung bereits ab dem dreißigsten Lebensjahr langsam ab. Man geht in der Wissenschaft davon aus, dass sich im menschlichen Körper mehr als zwanzigtausend verschiedene Enzyme befinden. Etwas mehr als 12 Prozent sind inzwischen genauer identifiziert. Jedes dieser Enzyme hat seine eigene Aufgabe im Organismus. In der Sportmedizin hat man bereits die Vorteile einer besonders enzymreichen Ernährung erkannt und zur Vermeidung von Muskelschmerzen, Blutergüssen und dem so oft auftretenden Muskelkater spezielle Enzymkombinationen entwickelt. Doch auch alle Nichtsportler können die Vorteile einer enzymreichen Ernährung für sich nutzen, sollen bestimmte Enzyme doch den Blutfluss optimal regulieren und Entzündungsreaktionen mindern.

Häufig erwähnt und im Internet derzeit allgegenwärtig ist die Ananas als besonders guter Enzymspender, aber auch Papayafrucht und Avocado werden genannt. Doch geben Sie sich nicht der Hoffnung hin, dass Sie mit einem Kilo Ananas am Tag alle Gesundheitsprobleme lösen können, denn eine so große Menge Ananas führt unweigerlich zu einer Magen-Schleimhautreizung. Derzeit kann man Enzyme nur gezielt nutzen, zum Beispiel in Form einer individuellen Enzymtherapie, die mit Hilfe spezieller Präparate durchgeführt wird. Dennoch kann ein wenig Mehr an enzymreicher Kost sich sehr positiv auf den allgemeinen Gesundheitszustand auswirken. Und sie bringt Abwechslung auf den Tisch. Frisches Obst und Gemüse ist immer eine gute Ernährungsalternative.

Stichwortverzeichnis

Quellenverzeichnis

Arthur, F. N., Beckett, G.: Selenium deficiency, thyroid hormone metabolism, and thyroid hormone deiodinases. *Am. J. Clinical Nutrition*, Feb 1993; 57: 236–239,

Barringer, T.A. und andere: Effect of a Multivitamin and Mineral Supplement on Infection and Quality of Life. *Annals of Internal medicine* 138, 365–371, 2003

Brainum, J.: *Amino Acids – The Protein Growth Connection.* Ironman 7, 1998

Bundesministerium für Gesundheit: *Ernährungsabhängige Krankheiten und ihre Kosten.* Schriftenreihe des BfG, Nr. 27, Baden-Baden, 1993

Bundesministerium für Verbraucherschutz, Ernährung und Landwirtschaft: *Stellungnahme zum Thema »Vitamine/Hochdosierte Vitaminpräparate«* 2001

DeaM – Die etwas andere Medizin: *Online News* von 1998 bis heute, www.deam.de, 2005

Ekmekcioglu C.: Spurenelemente auf dem Weg ins 21. Jahrhundert – zunehmende Bedeutung von Eisen, Kupfer, Selen und Zink. *Journal für Ernährungsmedizin* 2000; 2

Elmadfa, L. und Leitzmann, C.: *Ernährung des Menschen.* Ulmer Verlag, 1998

Emsley, O.: *Phosphor – ein Element auf Leben und Tod.* Wiley-VCH, Weinheim 2001,

Fröleke, H. und Günster, K-H.: *Alters- und Leistungsabhängige Ernährung.* Hohengehren, 1990

Füger, B. J. und andere: Jodstoffwechsel. *Journal für Ernährungsmedizin*, 2002; 4(2): 7–9, 2002

Fürst, P.: Nahrung als Arznei – Übergang vom Nährstoff zum Pharmakon. *Ernährungs-Umschau* 40/9, 1993

Kluthe, R.: *Ernährungsmedizin in der Praxis.* Spitta und Demeter, 2000

Konopka, P.: *Sportnahrung.* BLV Verlagsgesellschaft, 1985

Marktl, W.: Physiologie und Ernährungsphysiologie von Selen. *Journal für Mineralstoffwechsel*, 2001; 8(3): 34–36,

Meyer, U.: Die Geschichte der Östrogene. *Pharmazie in unserer Zeit* 33(5), S. 352–356, 2004

Morteani, G., Eichinger, L.: Arsen im Trinkwasser und Dearsenierung. Gesetzliche Vorschriften, Toxikologie, Hydrochemie. *Wasser, Luft, Boden* 48(6), S. 24–26 (2004),

Pauling, L.: *Das Vitamin Programm – Topfit bis ins hohe Alter.* Goldmann Verlag, München, 1992

Riedel, E.: *Anorganische Chemie.* de Gruyter, Berlin, 2002

Robertfroid, M. B.: Functional effects of food components and the gastrointestinal system. *Nutrition Revue*, 54 Nr. 11, 38–42, 1996

US Institute of Medicine: *Opportunities in the nutrition and food sciences: research challenges and the next generation of investigators.* Food and Nutrition Board, National Academy Press, Washington DC, 1994

US National Research Council: *Carcinogenesis and anticarcinogens in the human.* Board on Enviromental Studies and Toxicology, National Academy Press, Washington DC, 1996

Watzl, B. und Leitzmann, C.: *Bioaktive Substanzen in Lebensmitteln.* Hippokrates Verlag, 1995

World Cancer Research Fund and American Institute for Cancer Research: *Food, Nutrition and the Prevention of Cancer: a Global Perspective*, 2001

Winkler, W.: *Heißhunger ist gesund.* Heinrich Hugendubel Verlag, 2003